知的生きかた文庫

人生うまくいく人の感情リセット術

樺沢紫苑

三笠書房

はじめに

感情リセット——人生のマイナスを確実に「プラス」に変える法

世の中の「悩みの９割」は、本書で解決します。

大げさだと思う方もいるかもしれませんが、本当のことです。

私は現在、精神科医として活動しながら、メールマガジン、ブログ、YouTubeなどのインターネット媒体を使って、精神医学、心理学、脳科学の知識をわかりやすくお届けしています。

読者、視聴者は累計40万人以上にのぼります。これまで累計５０００件以上の悩み相談をいただきました。すでに３０００件以上の悩みに回答してきましたが、興味深いことに、世の中の悩みには「共通点がある」のです。

それは、**世の中の悩みの９割は、「ネガティブな感情」が原因**——だということ。

過去のつらい・悲しい出来事を思い出して「後悔」している……。

仕事でなかなか結果が出ず「焦り」を覚えている……。

困った人間関係に「イライラ」を募らせている……。

将来の自分に漠とした「不安」を抱えている……。

こうした「ネガティブな感情」を取り除きたい、忘れたい、コントロールしたいという悩みが、世の中の「悩みの9割」にものぼるのです。

多くの人は悩みを抱えたときに、「悩みの原因」を取り除こうとします。ですが、それでは悩みは解決しません。「悩みの原因」を取り除くことは案外、難しいからです。たとえば、「厳しい上司」が嫌いで仕事に前向きに取り組めない、といった悩みを抱えている人がいるとします。

この場合、「悩みの原因」は「厳しい上司」です。「悩みの原因」を取り除くとしたら、上司に優しい性格になってもらうか、違う部署に異動してもらうしかありません。ですが、**他人を変えるのは時間がかかる**もの。そう簡単にできることではありません。

本書で紹介する「感情リセット術」では、「悩みの原因」を取り除くことはしません。「ネガティブな感情」をリセットする――それだけです。だからこそ、世の中の「悩みの9割」が解決できるのです。

先ほどの例で言えば、「厳しい上司」に対する嫌いという「ネガティブな感情」をリセットします。

たとえば、「厳しい上司」の**「ポジティブな面」を探してみる**。どんなに「ネガティブな感情」を抱いている相手にも、必ず「ポジティブな面」はあります。

厳しい注意や指導をしてくるのは、「厳しい上司」だからではなく、「熱心な上司」だからとも考えられます。「無関心な上司」より何倍もいいでしょう。

相手の「ポジティブな面」を探すだけで、「厳しい上司」への「ネガティブな感情」がリセットされ、以前よりも前向きに仕事に取り組めるようになっていくはずです。

感情リセット術というと、「マイナス10」の感情を、「ゼロ」にリセットする方法だと思われるかもしれません。ですが、本書では**「マイナス10」を、「プラス5」あるいは「プラス10」のポジティブな感情に変える**方法をお伝えしていきます。

「リセット術を知るだけで、ストレスが激減する」「目標を細かく区切る――ドーパミンを出すコツ」「やり遂げた自分をイメージするすごい効果」……など、本書の方法は、すべて心理学、精神医学、脳科学などの科学的な研究を裏付けにしているので、再現性が高いものばかりです。しっかり実行していただくと、必ず効果が出ます。

感情リセットをすれば、新しい人生を歩み始めることができるのです。

樺沢紫苑

『人生うまくいく人の感情リセット術』もくじ

はじめに　感情リセット――人生のマイナスを確実に「プラス」に変える法　3

1章　この1冊で「世の中の悩みの9割」が解決できる！
感情リセット術の「基本」

1　感情をリセットすると、なぜ人生がうまくいくのか
・「幸福」「快楽」「癒し」――3つの脳内物質が決め手　16

2　「苦しい」をリセットして「楽しい」にする習慣
・苦しいときは「『鳥の目』で全体をながめてみる」　21
・今日1日の「楽しかったこと」を探してみる　23
・「苦しい」の先に、実は「希望」がある　26

3　「楽しい」「幸せ」「感動」には前兆がある
・「地獄のような筋トレ」を私が続けられる理由　28
・この瞬間、「幸福の脳内物質・ドーパミン」が出る！　30

2章

人生うまくいく人の「一瞬で気分を変える」法

「心が前向きになる」感情リセット術

1 楽しい・幸せを「イメージする」

・一瞬で「笑顔になる」法 34
・感情リセット術で「免疫力まで高まる」理由 35
・やり遂げた自分を「イメージする」すごい効果 38
・究極のスーパー脳内物質を「大量に分泌させる」コツ 40

2 ポジティブに「言い換える」

・伸びシロ思考――「苦しい」のは「伸びている」証拠 42
・どんな「失敗」も例外なく「よい経験」 44
・「イエス」と言った数だけ、人生うまくいく 46
・緊張したら「ワクワクする」と言い換えてみる 49

3 「自発的な言葉」を使う

・「まだ5回」と「あと5回」の大きすぎる違い 51

・「自発的な言葉」を使うと「自発的な仕事」ができる　52
・「目標を細かく区切る」――ドーパミンを出すコツ　54

4 感情を「数値化」する

・「今の気分」に点数をつけてみる　58
・去年の自分と今の自分――成長も「数値化」しよう　61
・「期間限定」なら、努力も意外に苦にならない　63
・人生うまくいく人は「苦しい時期に成長している」　65

5 ストレスの「リセット術」を知っておく

・「なんとかなる」――そう思った瞬間、ストレスは消える　67
・リセット術を知るだけで「ストレスが激減する」　69

6 「考えれば解決できる問題」だけを考える

・過去・他人……「変えられないこと」で悩まない　72

7 「今ここ」に集中する

・「先のことは考えるな！」というサバイバルテクニック　76
・「心配事の96％」は起こらない　80

3章
できる人の「一気にやる気を高める」法
「モチベーションが持続する」感情リセット術

1 最初に「制限時間」を設定する
・「制限時間6カ月」で億万長者になった男 ―― 84
・心身の能力を瞬時に高める「2つの脳内物質」 ―― 86
・苦しい作業が楽しくなる「ストップウォッチ仕事術」 ―― 87
・背水の陣の「カンフル注射」――ノルアドレナリン ―― 90

2 「ご褒美」を効果的に使う
・あなたにとっての「最高のご褒美」 ―― 92
・ご褒美を「自分に先渡しする」すごい効果 ―― 94
・「脳が勝手に頑張ってくれる」仕組み ―― 95

3 「大切な人のために」頑張る
・「仲間のために」戦うとき、人は最強になる！ ―― 98
・やる気を20倍高める法――感謝の脳内物質・エンドルフィン ―― 99
・ボランティア活動する人の「死亡リスクが20％も低い」理由 ―― 101

4章

人間関係うまくいく人の「嫌いを好きに変える」法

「困った人がいなくなる」感情リセット術

1 仕事は「人間関係が9割」

・人間関係がうまくいけば「人生うまくいく」 106

2 「人」は変えられない。ただ「人間関係」は変えられる

・人間関係がうまくいく人は「人を変えようとしない人」 109

・目の前の人と「同じ土俵に立つ」テクニック 112

3 「嫌い」という感情は「脳のエラー」だった

・「相性がいい・悪い」なんて、ただの「思い込み」 114

・人は「自分と似た人」を嫌いになる——という事実 116

・「脳のエラー」を信じない人が、うまくいく！ 118

4 「嫌いという感情」のリセット術

・「好きではない＝嫌い」も脳のエラー。信じてはいけない 122

・嫌いな人の「よい面」を探すと、心がリセットされる 126

5 「困った人間関係」をリセットする心理術
・「好き」には必ず「好き」が返ってくる —— 129
・好意の返報性——泥沼の人間関係を「1週間でリセットする法」 —— 131
6 「好きという感情」の上手なアウトプット法
・誰でも「好きな人＝よく会う人・よく話す人」 —— 135
・「あいさつ」「雑談」「聞く態度」で人生に差がつく！ —— 137

5章

毎日充実している人の「どんな悩みもサッと消す」法

「マイナス要素をゼロにする」感情リセット術

1 誰かに「相談する」
・悩んでいる人は「1人で考えている人」 —— 142
・精神科医だから言える「リセットできない悩みはない」 —— 144
・「悩みの原因」は消せなくても、「悩み」は消せる —— 146
2 ポジティブに「書く」
・感情をアウトプットする効果——「王様の耳」の心理学 —— 150

・ツイッターのアウトプット効果――「つぶやく」だけでスッキリ！ 151
・「痛い」と言うだけで「痛み」がリセットされる 153
・どんなストレスも激減する「20分の筆記エクササイズ」 154
・書くだけで癒される「日記の感情リセット術」 157
・悩みは「書く」とリセットされる？ 158
・3行ポジティブ日記――「たった3行」でなぜ「絶大な効果」？ 160
・ネガティブな出来事は「1回だけアウトプット」がコツ 163

3 今まで以上に「仲間を大事にする」

・「仲間がいる」――それだけで人は強くなる！ 165
・私に「第三のコミュニティの友人」が多い理由 168
・「人とのつながりを意識する」効能 170

4 「笑う・泣く」日をつくる

・「笑う」が先。「楽しい」はその後 173
・笑顔は「たった10秒」であなたの感情をリセットできる 175
・泣くメリット――涙が「心の痛み」を流してくれる 177
・「笑う・泣く」になぜ「映画」が最適なのか 179

・怒りは「相手でなく自分を傷つける」と肝に銘じる 180
・「3回深呼吸」で怒りを消す 182

5 ときにはストレスを「受け入れる」
・ストレスを「受け入れたほうがいい」場合 184
・「上手にあきらめる」にはコツがある 186
・敵意こそ「最悪の敵」と考える 189
・ストレスは「受け止めない」。「受け流す」 190

6 ときにはストレスから「逃げる」
・「逃げる」が「勝ち」――という心の戦略 194
・「逃げる」瞬間、悩みがリセットされる 195

6章 「感情のリセット力」を高める脳の習慣

「人生さらにうまくいく」感情リセット術

1 しっかり「睡眠をとる」
・自然治癒力――「感情リセット術の効果」を高める法 200
・あなたの「メンタル健康度」を瞬時にチェック! 201

・睡眠時間「1日7時間半〜8時間の人」が最強！ 205
・感情リセット力を高める「睡眠」7つの習慣 206
・嫌な記憶もリセットできる――睡眠のもう1つの効能 212

2 適度に「運動をする」

・「実年齢より10歳以上若く見える女性」の共通項 214
・運動不足は「脳内物質不足」の元凶 215
・「短距離走」より「ウォーキング」が効果的 219

3 たっぷり「休養」する

・寝ているのに「疲れがとれない人」の特徴 222
・副交感神経は、身体の「最強のリセット部隊」 224
・寝る前に「脳を休養させる」――リセット力を高める法 227
・樺沢式「脳を休養させる」夜の過ごし方 228

4 上手に「お酒とつきあう」

・お酒は「感情リセット」に逆効果だった？ 233
・ストレスを消す「お酒」、増やす「お酒」 234

本文イラスト／大野文彰　本文DTP／佐藤正人（オーパスワン・ラボ）

1
章

この1冊で「世の中の悩みの9割」が解決できる!

感情リセット術の「基本」

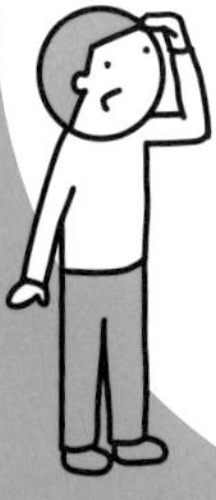

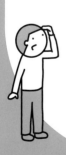

リセット 1

感情をリセットすると、なぜ人生がうまくいくのか

「幸福」「快楽」「癒し」——3つの脳内物質が決め手

「苦しい」と「楽しい」——正反対の2つの感情の正体をご存じでしょうか。

近年の脳科学研究によって、「感情」や「気分」は物質に還元されることがわかってきました。つまり、「心」の変化と思われていたことが、実は脳内物質やホルモンの増減であると解明されています。

言い換えると、**「苦しい」や「楽しい」といった感情は、脳内物質、ホルモンの変化にすぎない**のです。

私たちは苦しい状況に陥ると、不安と恐怖に支配され、気分も落ち込みます。しか

し、それは生体のストレス反応、つまり条件反射のようなものです。

「苦しい」状態では、「ノルアドレナリン」「アドレナリン」「コーチゾール」という「**3大ストレスホルモン**」が分泌されます。

これらの物質が、私たちの心や身体に悪影響を与えています。

「楽しい」もまた脳内物質の変化で、楽しいときに分泌する脳内物質が「ドーパミン」「エンドルフィン」「セロトニン」です。

ドーパミンは、「**幸福物質**」とも呼ばれ、目標を達成したとき、夢や願望が実現したときに分泌されます。「やったー!」と達成感を感じているときは、ドーパミンが出ている状態です。あるいは、何かこれから楽しいことがあるという「ワクワク」した気分のときにも分泌されています。また、大好きなあの人のことを考えて「ドキドキ」するときにも出ています。

「楽しい」に欠かせないもう1つの脳内物質が「エンドルフィン」です。これは「**快楽物質**」と呼ばれ、ドーパミンの約20倍の「幸福感（強い快楽）」を与えてくれます。

スポーツの大会で優勝したときなど、大きな目標を達成し、気分が高揚しているときに分泌されます。また、激しい運動を続けているときにもエンドルフィンは出ます。

ドーパミンやエンドルフィンは、「興奮」などエキサイティングな「楽しさ」「幸福感」。つまり、「ホットな楽しさ」と関係していますが、反対に「クールな楽しさ」と関係するのが、セロトニンです。

マッサージを受けているときの「気持ちよさ」や「リラックス感」、大自然のなかで感じられる「やすらぎ」は、セロトニンによるものです。セロトニンは「**癒しの物質**」とも呼ばれ、「癒された〜」と感じるときに分泌されています。感動し、涙を流したときにも出ます。

また、坐禅や瞑想、読経などによってもセロトニンは活性化します。心が静かで、落ち着いた状態とセロトニンは関係しているのです。

セロトニンの分泌が低下すると、落ち着きがなくなり、イライラしたり不安になったりします。「やすらぎ」とは反対の状態に陥るのです。

このように、さまざまな脳内物質が、あなたの「感情」や「気分」を決定づけている。この事実を知っておくことが、「感情リセット」の第一歩です。

脳内物質を操る感情リセット術を身につければ、仕事や人間関係がますますうまくいくようになります。

「苦しい」脳内物質はリセットしよう!

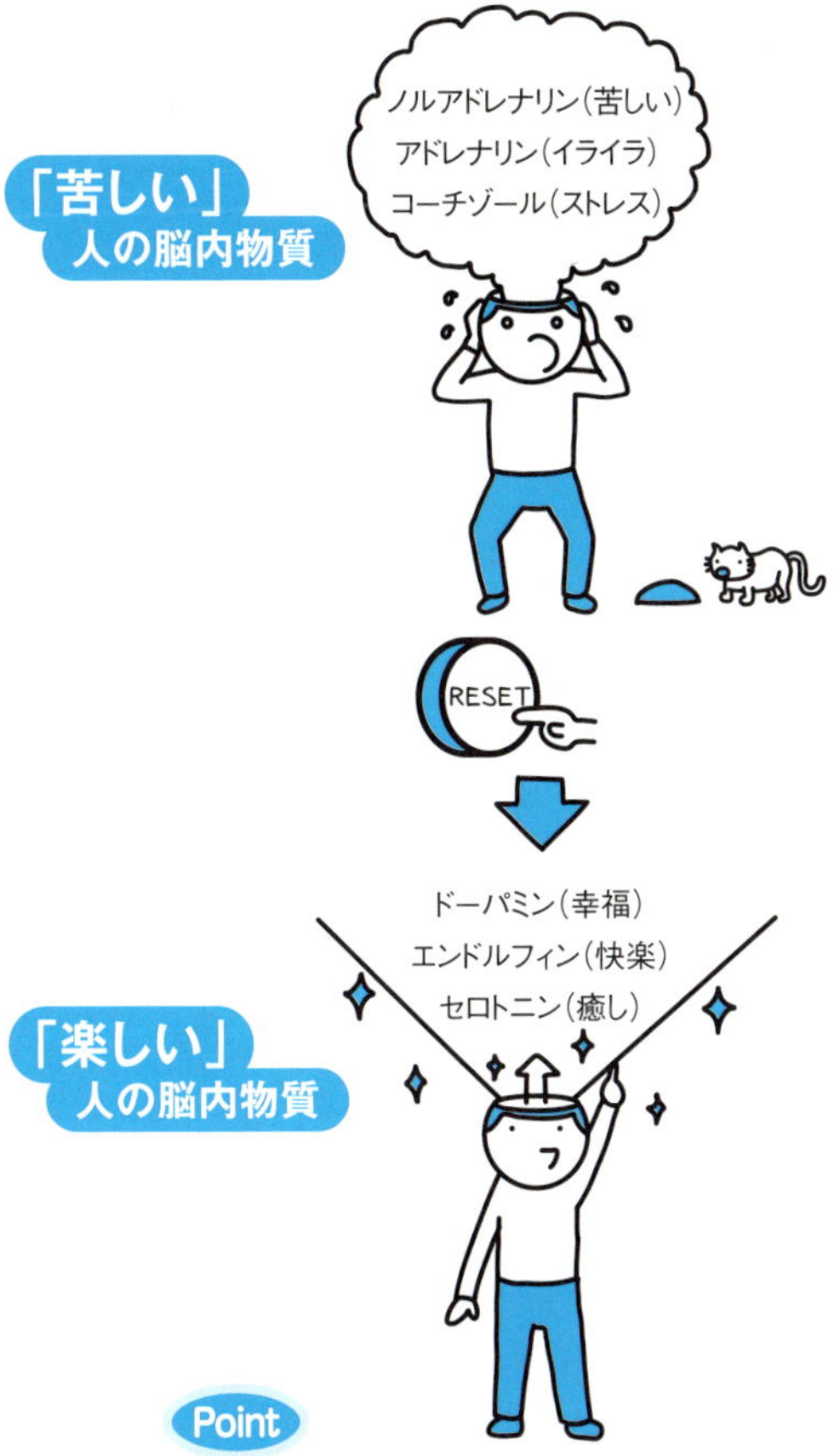

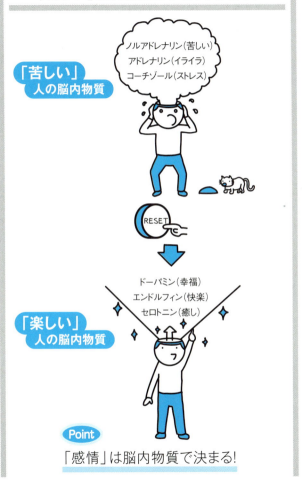

Point

「感情」は脳内物質で決まる!

たとえば、あなたの職場で、あなたと同じ仕事をこなしている同僚たち。あなたにとってはひどく「つらい」仕事でも、ほかの人は楽しそうにこなしている、ということはありませんか？

同じ仕事を、同じ時間やっても、ある人にとっては楽しく、ある人にとっては苦しい。何が違うのかというと、脳内の反応が違うのです。

仕事をしているとき、「苦しい」脳内物質が分泌されているか、「楽しい」脳内物質が分泌されているか――。それだけの違いだったのです。

「楽しい」脳内物質を出すことは、難しいことではありません。

仕事への取り組み方や姿勢、考え方、ちょっとした受けとめ方、目標設定……。頭のなかの回路を切り替えるだけで、「苦しい」脳内物質が分泌されている状態が、「楽しい」脳内物質が分泌される状態へとチェンジします。

あなたの感情はリセット可能です。「苦しい」は「楽しい」に変えられる。

これは、科学的に証明された事実です。

「苦しい」や「つらい」は、しょせん、脳内物質です。脳内物質を調整することで、あなたの「苦しい」を取り除き、「楽しい」に変えることができるのです。

リセット 2

「苦しい」をリセットして「楽しい」にする習慣

苦しいときは「『鳥の目』で全体をながめてみる」

「『苦しい』は脳内物質の変化」

「今の『苦しい』は間違いなく『楽しい』に変わる」

そう言われても、今「苦しい」人は、なかなか受け入れられないと思います。

この「苦しさ」が、そう簡単に終わるはずがない。いや、どこまでも抜けない真っ暗なトンネルのように、永遠に続くのではないか？　そんな絶望にも近いマイナスの考えが、次々と頭をよぎると思います。

なぜそう思うのでしょうか？

「苦しい」人は、必ず**視野狭窄**《しやきょうさく》（視野、視界が狭くなり、周りが見えなくなってしまう状態）に陥るからです。今ある目前の「苦しい」で頭がいっぱいになってしまい、それ以外のことが考えられなくなってしまうのです。

逆に言うと、物事の全体像をとらえられれば、「苦しい」以外のポジティブな側面も見えてきます。

たとえば、急な山道を登っているとき。苦しいのでうつむいていると、山道の苦しさだけが襲いかかってきます。しかし、顔を上げて周囲を見たらどうでしょう。木々の緑、美しい花など、素晴らしい風景が広がっているのです。

しかし、そこに注意を向けない限り、どんな美しい風景も目に入ってきません。それが、「苦しい」の視野狭窄です。

自分のごく近くのことしか見えなくなり、物事の全体像が見えないから、今の「苦しい」状況しか目に入らなくなります。もっと広い視点で、**「鳥の目」で全体をながめてみる**と、プラスの側面も必ず見えてくるのです。

「鳥の目」で見るための具体的な方法は、58ページから説明します。

今日1日の「楽しかったこと」を探してみる

視野狭窄について、もう少しお話しします。

私の外来に通院している患者のAさんは、足の痛みとその苦しさについて、毎回、延々と話し続けます。私は尋ねました。

樺　沢「ここ2週間で何か楽しかったことはありませんか？」

Aさん「ありません」

樺　沢「本当にありませんか？　何か、1つくらいは楽しいことがあったんじゃないですか？」

Aさん「ありません」

樺　沢「話は変わりますが、Aさんはお友だちと会ったりすることはないですか？」

Aさん「あります」

樺　沢「最近は、いつ会いました？」
Aさん「先週の月曜日です」
樺　沢「そのお友だちと、どこへ行ったのですか？」
Aさん「カラオケです」
樺　沢「そのお友だちと、何か食べましたか？」
Aさん「喫茶店でケーキを食べました」
樺　沢「友だちと喫茶店でケーキを食べ、カラオケで盛り上がった。それって、
　　　結構、楽しかったのではないですか？」
Aさん「ええ、そういえば楽しかったですね」

「苦しい」を訴え続けていたAさん。彼女の話を聞いていると、痛みを抱えて布団のなかで1日中うずくまっているようなイメージがありました。でも実際は、友だちと会うために外出もするし、おしゃべりもカラオケもしています。

ところが、Aさんは自分の「苦しさ」に目を奪われ、**日々の生活に「楽しさ」があることに気づかずにいた**のです。

目の前の「楽しい」を見つける法

視野が狭いと「苦しい」しか見つからない

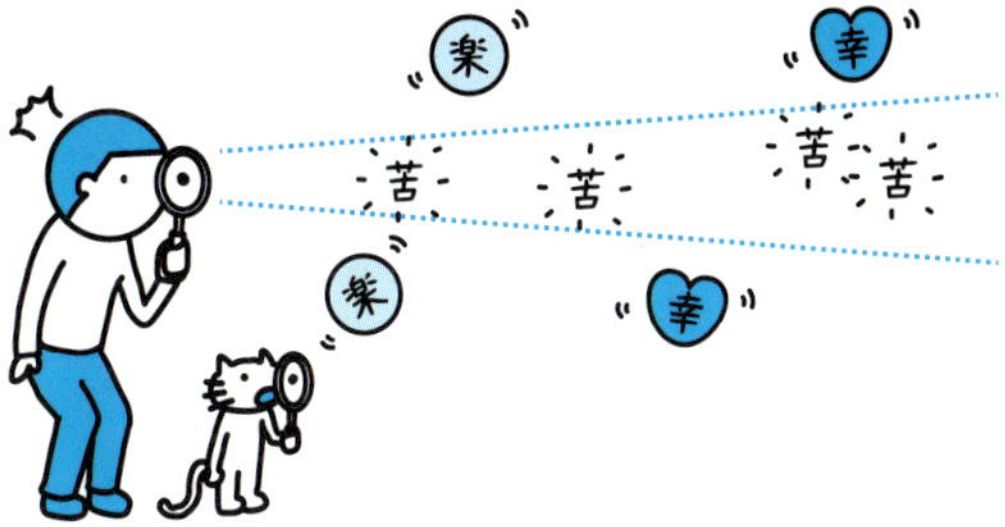

視野を広げれば「楽しい」が見つかる！

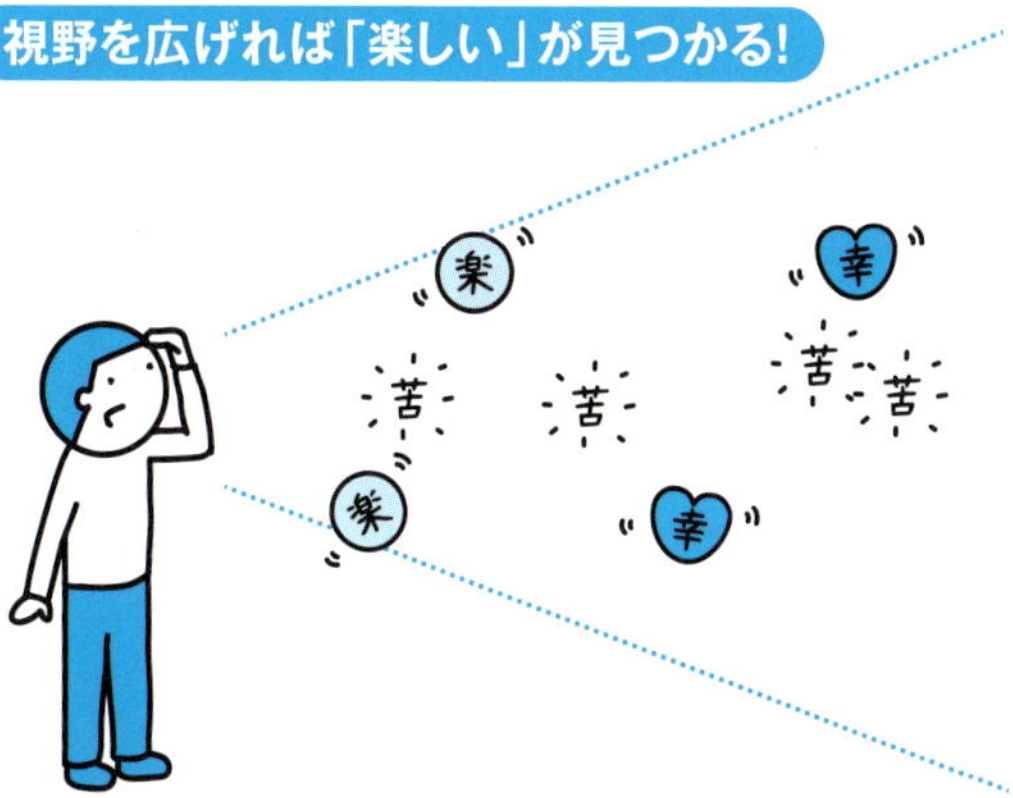

Point

あなたの周りの「楽しい」を探してみよう！

これが視野狭窄です。「苦しい」状況にある人は、「100%苦しい」と語りますが、生活のすべてが「苦しい」で埋め尽くされている人は、まずいません。

視野を広げるだけで、誰でも「楽しい」を発見できる。

「苦しい」が大部分でも、今の状況、仕事、生活のなかに、どこか楽しい部分、ホッとする一瞬は、よく探せば必ず発見できるのです。

「苦しい」の先に、実は「希望」がある

「どのようなときにも人生には意味がある。
なすべきこと、満たすべき意味が与えられている。
あなたを必要とする何かがあり、あなたを必要とする誰かがいる。
その何かや誰かのために、あなたにも、できることがある。
その何かや誰かは、あなたに発見され、実現されるのを待っている」

（精神科医・ヴィクトール・E・フランクル『夜と霧』みすず書房）

オーストリアの精神科医、フランクル。

ユダヤ人の彼は、第二次世界大戦中、ナチスの強制収容所に収容されていました。死と隣り合わせの地獄の日々。おそらく、この世で最も苦しい場所の1つだったに違いありません、

多くの人が絶望し死んでいくなかで、最後まで希望を失わず生き残った収容所の体験を元に書かれたのが『夜と霧』。限界状況の体験に基づいた言葉だけに、圧倒的な説得力があります。フランクルは、また次のように語っています。

「悩んで悩んで悩み抜け。苦しんで苦しんで苦しみ抜け。
絶望の果てにこそ、暗闇のなかに一条の希望の光が届けられてくるのだから」

「苦しみ」の先には、必ず「希望」がある。収容所生活を強いられていたフランクルですら、「希望」を見出していたわけです。

今「苦しい」あなたにも、「希望」はあるはず。「100%の苦しい」は、存在しないのです。

リセット 3

「楽しい」「幸せ」「感動」には前兆がある

「地獄のような筋トレ」を私が続けられる理由

「人生、楽あれば苦あり」と言います。

ですが、私は「**人生、苦なければ楽なし**」が正しいと思っています。

あなたの「楽しい」は、どんなときでしょうか？

私が最も「楽しい」と感じるのは、「加圧トレーニング」が終わったあとです。

加圧トレーニングとは、腕や太もものつけ根に血圧計の加圧帯のようなものを巻き、圧力をかけて血流を遮断した状態で筋肉トレーニングを行なうものです。通常のトレーニングと比べて、同じ時間、同じメニューでも、何倍も疲労するため、数倍のトレーニング効果が得られます。

非常に素晴らしいトレーニングですが、実際にやってみると、おそろしくつらいものです。

筋肉に思うように力が入らず、アッという間に疲労して、手や足が動かなくなります。地獄のような苦しみ、と言ってもよい。私のすすめで体験した友人が、最初のトレーニング終了後、「人生で、こんなに苦しい思いをしたことはない」と語ったほどです（笑）。

地獄のように苦しい加圧トレーニングですが、私は8年以上続けています。なぜ続けているかというと、トレーニング後の気分が実に爽快だからです。心も体も実に晴れやかな、圧倒的な充実感と達成感！ 特に、シャワーを浴びたときの気持ちよさはたまりません。

スポーツの経験がある方ならば、運動後の「最高！」と叫びたくなるほどの「気持ちよさ」は、ご理解いただけると思います。私もいろいろなスポーツをやってきましたが、この終わったあとの「気持ちよさ」の程度が、加圧トレーニングは尋常ではないのです。

「楽しい」は、「苦しい」のあとにやってくる。「人生、苦なければ楽なし」と、つくづく思います。

この瞬間、「幸福の脳内物質・ドーパミン」が出る！

「苦しい」のあとに「楽しい」がやってくる。

そして、その「苦しい」が大きいほど、そのあとの「楽しい」もまた大きなものになる。この法則を、私たちは経験的に知っていると思います。

では、なぜ「苦しい」のあとに「楽しい」がやってくるのでしょうか？

脳科学的な理由は実に明快です。

それは、**「苦しい」のあとに、「幸福物質」のドーパミンが分泌される**からです。

ドーパミンは、目標を設定し、困難を克服し、自分の壁やハードルを突破したときに分泌されます。何かにチャレンジし、人間を進歩と向上へ駆り立てる、モチベーションの源となる物質です。

ドーパミンは、簡単すぎる課題をクリアしても分泌されません。ある程度の難易度、

「楽しい」の前には何がある？

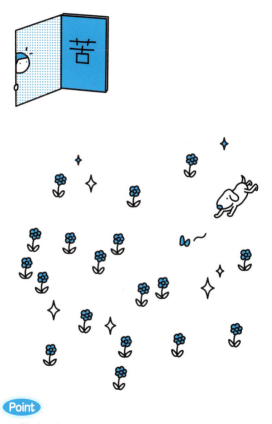

Point

困難を乗り越えた先に必ず「楽しい」がある

困難を乗り越えてはじめて分泌されます。

つまり、「苦しい」がないとドーパミンは出ないのです。

このように、ドーパミン分泌の特性から考えると、「苦しい」のあとに「楽しい」がやってくるのは、当然のこと。それどころか、「苦しい」がなければ、「楽しい」はないとも言えます。

「苦しい」のない100％の「楽しい」は、存在しません。もしあったとしても、そんな「楽しい」にはすぐ慣れて、飽きてしまいます。そうなると、「楽しい」と感じられなくなってしまうのです。

「苦しい」は、「楽しい」「幸せ」「感動」の前兆――とも言えます。それを乗り越えた先の「楽しい」「幸せ」は約束されているも同じです。

ですから、今苦しいからといって、落ち込む必要などありません。むしろ、今苦しい人ほど、「楽しい」「幸せ」「感動」を得るチャンスがある人なのです。

あと少しで「苦しい」は「楽しい」に変わる。

それを知っているだけで、「苦しい」を乗り越える勇気がわいてきませんか？

2章

人生うまくいく人の「一瞬で気分を変える」法

「心が前向きになる」感情リセット術

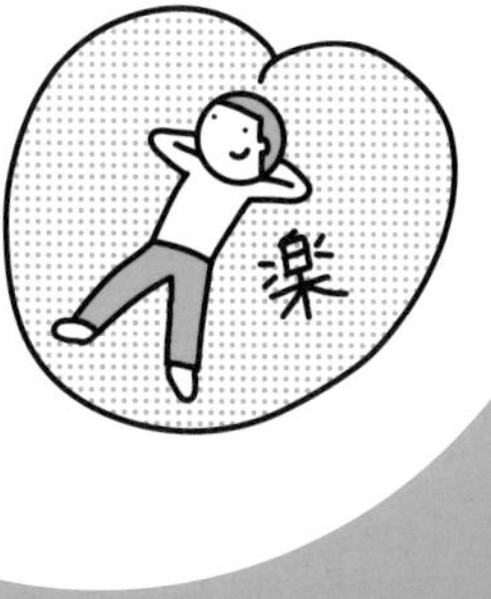

リセット 1

楽しい・幸せを「イメージする」

一瞬で「笑顔になる」法

以前、〝「苦しい」が「楽しい」に変わる方法〟という講習会を開催したとき、簡単なワークをしました。

最初に、名刺サイズのカードを参加者に配ります。そして、仕事や生活で「苦しい」「つらい」「嫌だ」と思うことを、たくさん書いてもらいます。みなさん、次々とカードに書き出していました。

書き終わったあとに、隣の参加者とペアになってもらい、カードのなかから最も「苦しい」と思うことをそれぞれ発表してもらいました。初対面のせいか、みなさん緊張した面持ちで、笑顔もほとんど見られません。

次に、仕事や生活で「楽しい」「幸せ」と思うことを、書いてもらいます。そのあとに、カードのなかで最も「楽しい」と思うことを、それぞれ発表してもらいました。すると、驚くべきことが起こったのです。

「よーい、スタート！」

私のかけ声と同時に、自分の「楽しい」を話し出した参加者の表情が、**一瞬でやわらぎ明るくなった**のです。ほとんどの人が笑顔を見せ、実に楽しい雰囲気が、会場全体に広がりました。何分か前までは、緊張し、固くなっていた参加者の表情が、ここまで短時間でガラッと変わるとは……。

「楽しい」ことをイメージするだけで、「苦しい」気持ちはリセットされ、楽しい気持ちに変わる。さらには、笑顔まで出てくることが、実験で明らかにされました。

感情リセット術で「免疫力まで高まる」理由

人間は「楽しい」ことをイメージするだけで「楽しい」気持ちになります。

一方で、「苦しい」ことをイメージするだけで気分が落ち込み、ストレスを感じるようにもなります。

UCLA（カリフォルニア大学ロサンゼルス校）の演劇学科で行なわれた実験があります。被験者は、これまでの人生で起こった最も気がめいることについて1日中考え、それを科学者の前で演技しながら表現する、というものです。

実験の間、被験者は2つのグループに分かれて、スタニスラフスキー方式の練習をしました。これは、おびえる場面であれば、おびえたものの記憶を詳細にたどり、実際におびえた感情を引き出しながら演じるというものです。片方のグループには気がめいる記憶を、もう一方のグループには、楽しい記憶だけを思い出して演じてもらいました。

その後、2つのグループから数回採血し、免疫機能を継続的に調べたところ、**楽しい記憶を思い出したグループの免疫細胞は数も多く活発**でした。それに対して、気がめいる記憶を思い出したグループは、免疫細胞の数が著しく低下し、その活動性も低くなり、感染症にかかりやすい状態になっていたのです。

「悲しい」「苦しい」「つらい」ことをイメージするだけで、わずか1日で免疫力が低

「幸福感＋免疫力」を高める!

楽しいことをイメージすると楽しくなる!

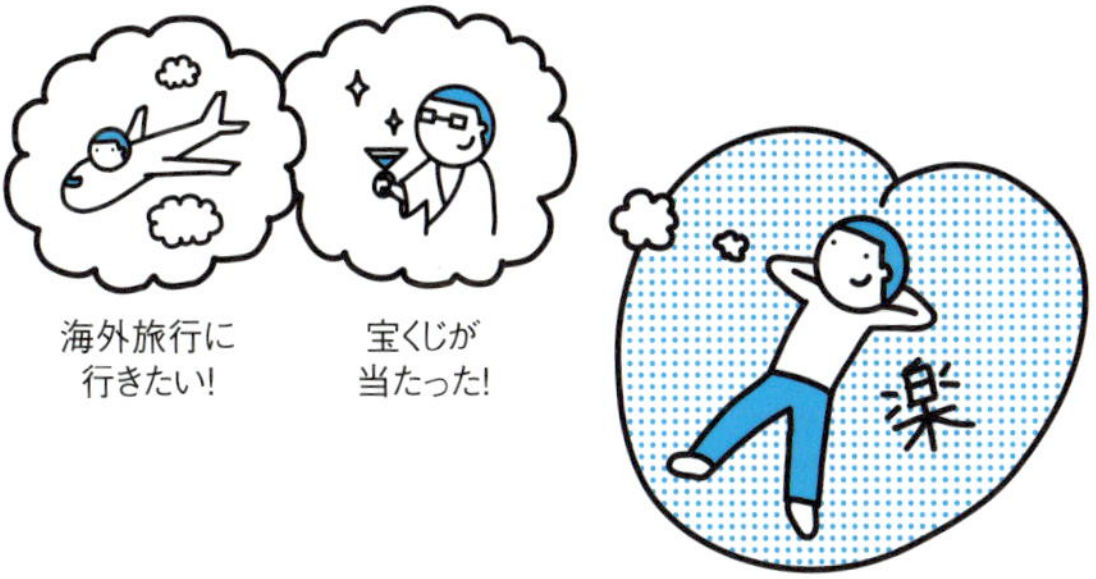
海外旅行に
行きたい!
宝くじが
当たった!
楽

苦しいことをイメージすると苦しくなる!

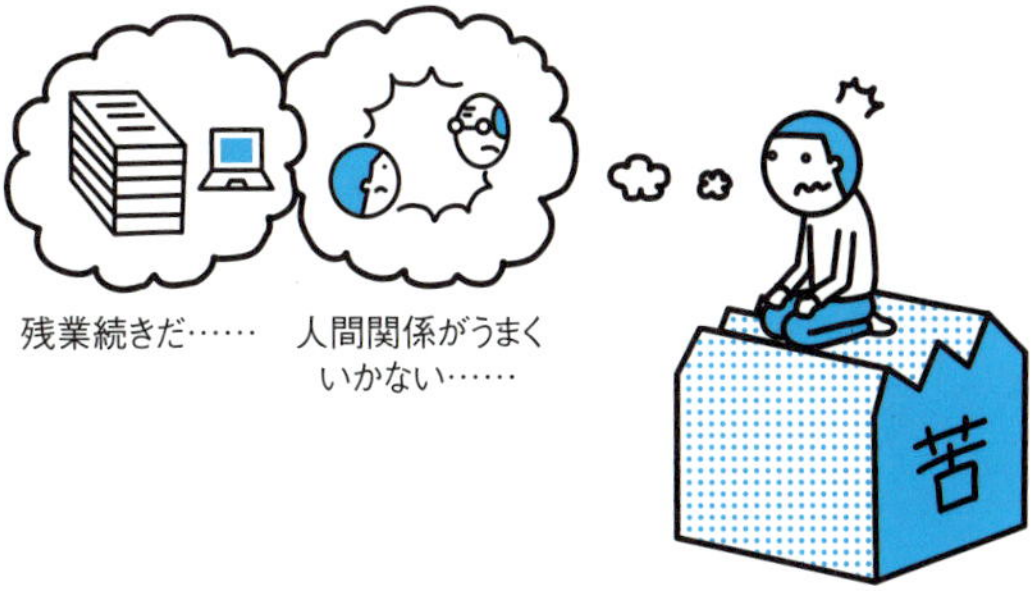
残業続きだ……
人間関係がうまく
いかない……
苦

Point

楽しいイメージで「楽しい感情」になる!

下するという、驚くべき身体の変化が観察されたのです。

これはつまり、ストレスを受けるか受けないかは、あなたが実際にストレスを受けているかどうかが問題ではないということ。実際は、あなたの頭のなかが「苦しい」と感じているか、「苦しい」で埋め尽くされているかによって決まるのです。

ですから、「苦しい」からといって、「苦しい」ことばかりを考えると、**余計にストレスホルモンを増加させ、ストレスの悪影響を受けてしまう**のです。

やり遂げた自分を「イメージする」すごい効果

「苦しい」ときこそ、「楽しい」ことをイメージしなさい！

そう言われても、なかなか簡単にはできません。

でも、安心してください。誰でも簡単にできるイメージ・トレーニングがあります。

それは、**「苦しいを乗り越えた自分」をイメージする**こと。

「今の困難を乗り越え成長した自分」をイメージするのです。

加圧トレーニングをしていると、「猛烈に苦しい」「もう頑張れない」と思うときがあります。そんなとき、心のなかで「10キロ減量！」と叫びながら、自分が10キロやせた姿をイメージします。脂肪でふくらんだメタボ腹ではない、筋肉で引き締まったお腹を想像するのです。

そうすると、不思議なことに「苦しい」は消えてなくなり、「まだまだ頑張るぞ！」とモチベーションがわいてきます。

これはもちろん、ビジネスシーンでも応用できます。

たとえば、「見積書」提出の締め切りが迫って猛烈に忙しいビジネスマン。時間に追われながらも、数字を間違うことは絶対にできない、緊迫した状態です。そんなときこそ「楽しい」ことをイメージしてみます。

「これが終わったら、ビールと餃子だ！」

と心のなかで叫び、仕事のあとに祝杯をあげている自分をイメージするのです。

「そんなことで」と思われるかもしれませんが、自分にとって「楽しい」瞬間をイメージすると、間違いなく「苦しい」気持ちは薄まります。

逆に、「苦しい」「つらい」「どうしよう」「間に合わない！」と、悪いことばかり考えると、どんどんパニック状態に陥ります。余計に仕事がはかどらなくなるのです。

肉体は自由でなくとも、精神は自由――。

考えるだけなら何でもできます。どうせなら「楽しい」ことをイメージして、ストレスを吹き飛ばしましょう。

究極のスーパー脳内物質を「大量に分泌させる」コツ

「3億円のドリームジャンボ宝くじ。もし当選したら、どう使う?」

考えただけで、ワクワクしますよね。

「夏休み。1週間の海外旅行。どこに行って、何をしようか?」

まだ、出かけてもいないのに、ガイドブックを片手に、旅行の計画を立てている瞬間、とってもワクワクします。

なぜ、「楽しい」ことを考えただけで、ワクワクするのでしょうか?

それは、「楽しい」をイメージすると、幸福物質のドーパミンが分泌されるからです。

ドーパミンは不思議な物質です。

目標を達成して「やったー!」と大喜びする瞬間にドーパミンが出ている、というのは感覚的にも理解しやすいと思います。実は、**ドーパミンは目標を立てるだけでも分泌される**のです。

宝くじでいえば、「買ったとき（当選をイメージしたとき）」と「当選したとき（結果が出たとき）」の2回分泌するイメージです。

目標を明確にイメージし、実現したときの自分を想像すればするほど、ドーパミンはたくさん分泌されます。

ビジネスの成功法則の本によく「成功した自分を明確にイメージしよう」と書かれています。その理由は、明確にイメージするほど、ドーパミンが分泌されるからです。

ドーパミンはモチベーションを高める物質です。「やるぞ！」「頑張るぞ！」という気持ちを引き出してくれます。

ドーパミンは、**脳の機能をアップさせて、目標の実現を後押しする**――。

そんな究極のスーパー脳内物質が、「楽しい」をイメージするだけで分泌されるのです。「楽しい」をイメージしないほうが損というものです。

リセット 2

ポジティブに「言い換える」

伸びシロ思考――「苦しい」のは「伸びている」証拠

「伸びシロは常にMAX。それが今の代表の強み」

（サッカー元日本代表・本田《ほんだ》圭佑《けいすけ》）

ワールドカップ日本代表を牽引《けんいん》し続けた本田圭佑選手。

彼がしばしば使う、「**伸びシロ**」という言葉、私は大好きです。

「伸びシロ」とは、「能力を出し切ってはいず、まだ成長する余地があること」。

つまり、自己成長の可能性がまだまだあることを示す非常にポジティブな言葉です。

実は、本田選手が使う以前から、私は自分が苦しくなったとき、「今、自分は成長の伸びシロにいる!」と心のなかで叫んでいました。

そうすると、苦しくて苦しくてどうしようもなかったのが、一瞬にして楽な気持ちに変化するので不思議なものです。

筋肉トレーニングは、今出せる力の90%くらいでやっても、ほとんど効果がないと言われています。100%の力。いや、110%とか120%の力。「これが自分の限界だ!」というギリギリのトレーニングによって、筋力や身体能力は高まっていくのです。

メンタルにおいても同じことが言えるでしょう。ギリギリの厳しい体験をしてこそ、精神的なたくましさが育っていきます。

また、前述のように、厳しいハードルを超えた瞬間は、より多くのドーパミンが分泌されるので、大きな成長を生む瞬間です。

苦しいときは、「伸びシロ」にいる証拠。

「苦しい」を越えることで、飛躍的な成長があなたを待っているのです。

どんな「失敗」も例外なく「よい経験」

ちょっとした**言葉の置き換えで、「苦しい」を「楽しい」に変える**ことができます。

たとえば、「苦しい」を「これは試練だ！　乗り切れば、自分は成長できる！」と言い換えてみましょう。

それだけで、不思議なことに「苦しい」という感情がリセットされ、「自分は今、成長の途中だ」という気がしてきて、むしろ楽しくなってくるではありませんか。

苦しい状況にあるとき。頭のなかは、「苦しい」「嫌だ」「つらい」「困難」「苦難」「苦行」「ダメだ」「運が悪い」「なんでこんな」といった、ネガティブな言葉でいっぱいになります。これを別の言葉に置き換えてしまいましょう。

「試練」「挑戦」「チャレンジ」「チャンス」「限界突破」「貴重な体験」「滅多にできない経験」「訓練」「鍛錬」「可能性の発見」「飛躍」「超越」「自己成長の糧」などなど。

特にネガティブな言葉を使いがちなのは、失敗したときです。

「失《うし》」なって、「敗《やぶ》」れると書いて、「失敗」。この言葉のあとには、マイナスなこと

「プラスに置き換える」を習慣にする

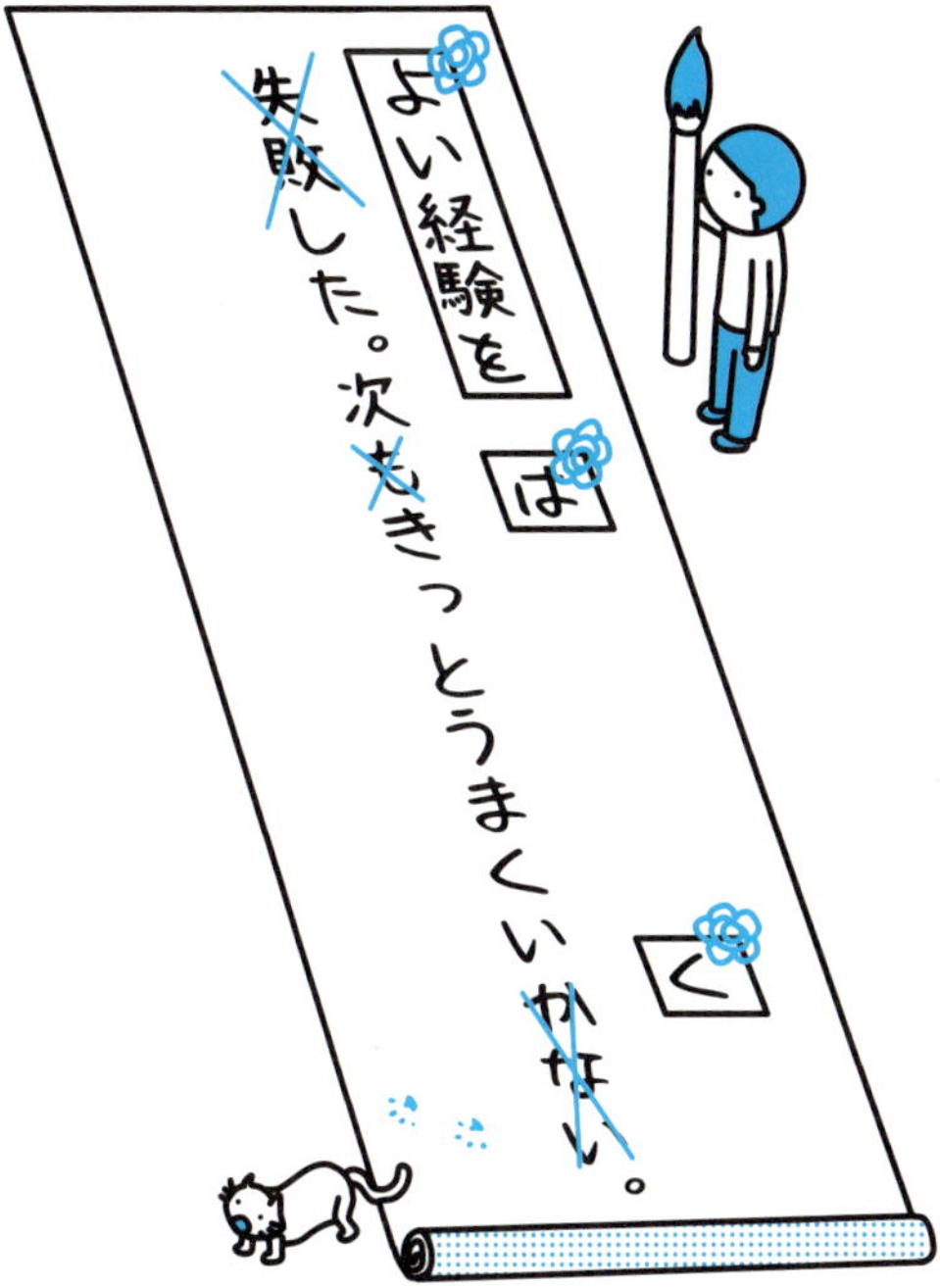

Point

ポジティブな言葉がポジティブな心をつくる

を言いたくなります。たとえば、次のような具合です。

「失敗した。もうこりごりだ。チャレンジはやめよう」

では、「失敗」と言わずに、「経験」と置き換えてみてはどうでしょう。

「よい経験をした。だから、次は成功するだろう」

「今回の経験から学んだことは多い。次は、間違いなくうまくいく」。

「経験」という言葉のあとには、自然にポジティブな言葉が続いていきます。

このように、ちょっとした言葉の置き換えによって、ネガティブな感情はリセットされ、**次なるモチベーションがわいてくる**のです。

「イエス」と言った数だけ、人生うまくいく

ネガティブな言葉をポジティブな言葉に置き換える。

たったそれだけで簡単に感情リセットができる――。

そんなことが本当にあるのかと思った人に、是非見ていただきたい映画があります。

『イエスマン〝YES〟は人生のパスワード』（2008年）です。

仕事でもプライベートでも、常に「ノー」「嫌だ」「パス」とネガティブな言葉を連発する後ろ向きな男カール（ジム・キャリー）。

友人　「今度、パーティーをやるんだけど来ないか？」
カール「その日は予定が入っていて、無理だな」
友人　「まだ、日にちを言っていないけど……」

こんな感じで、ありとあらゆる誘いを断るのが、カールの行動パターンでした。そんな彼が、ひょんなことから友人と一緒に、自己啓発セミナーに出席することに。

そのセミナーでは、〝意味のある人生を送るための唯一のルールは、すべてのことに「イエス」と言うだけ〟と教えられました。カールはセミナーの参加者の前で「これから問いかけられることすべてに〝イエス〟と答える」と宣誓させられてしまいます。

セミナーからの帰り道。浮浪者に、公園まで車に乗せてくれと言われ、「イエス」と答えます。携帯電話を貸してくれと言われて、「イエス」と答えます。お金を貸してくれと言われて、「イエス」と答えます。その結果、誰もいない公園で、車はガス欠になり、携帯電話の充電も切れて、無一文に……。

彼は車のガソリンを買いに、何キロも離れたガソリンスタンドに向かい、そこで、今までの自分なら絶対に出会うはずのない、不思議な魅力を持つ女性と出会うのです。

仕事でも、「イエス」は変化をもたらします。

休日出勤してくれと頼まれ、今まで一度も引き受けたことのないカールが、「イエス」と答えます。それで、上司の評価が変わり始めます。上司からパーティーに誘われたので、「イエス」と答え参加することに。パーティーでは上司と意気投合し、妙に上司に好かれてしまう……。そして、昇進の推薦を受けることに。

こんな調子で、「イエス」を連発することで、**カールの人生はポジティブな方向へと、転がり始める**のです。

「イエス」の連発が巻き起こす騒動を描いたコメディなのですが、これは「すべてに『イエス』と言ったらどうなるか」を実際に試してみたＢＢＣ（英国放送協会）ラジオディレクター、ダニー・ウォレスの実体験が原作になった映画です。

もちろん映画的な脚色はあるものの、ネガティブな言葉をやめて、**「イエス」を使うようにすると人生が好転した**ことは、間違いない事実なのです。

緊張したら「ワクワクする」と言い換えてみる

ポジティブな言葉を使うだけで、脳もポジティブになり、高いパフォーマンスを発揮できることが、研究でも示されています。

ハーバード・ビジネス・スクール、ブルックス教授の研究です。

被験者に、「カメラの前でスピーチをする」「数学の難しい問題に回答する」「大人数の前でカラオケを歌う」といった緊張を伴う状況を体験してもらいます。被験者は、行動開始前に「ワクワクする」または「落ち着いて」「不安だ」のいずれかの言葉を発声しました。

その結果、スピーチの前に「ワクワクする」と発声した演者は、リラックスし、より長い時間、説得力があり内容の濃いスピーチを発表することができました。

数学の難しい問題では、「ワクワクする」と言ったグループは、「落ち着いて」と言ったグループや、何も言葉を発しなかったコントロール群と比較して、なんと正答率が平均8％高くなったのです。

カラオケの実験では、歌う前に「ワクワクする」と発声したグループは、カラオケシステムの判定の結果、音程、リズム、声量など平均80％の正確さで歌うことができました。一方、「落ち着いて」と発声したグループの平均は69％、「不安」と発声したグループの平均は53％でした。

ブルックス教授は、次のように語っています。

「不安な気持ちがさらに、悪い結果などの否定的なことを思いめぐらせる原因になる。『ワクワクする』と発声して、よい結果が出ることに気持ちを向けることで、よい効果が得られるのです。はじめは、なかなか信じられないことですが『ワクワクする』と実際に口にすることで、本当にワクワクする気持ちがわいてきます」

「不安」というネガティブな言葉を発すると脳のパフォーマンスは下がり、**「ワクワクする」というポジティブな言葉を発すると、脳のパフォーマンスは上がる。**

「ネガティブ」を「ポジティブ」に言い換えるだけで、不安な感情はリセットされ、脳がポジティブに働き出すのです。

リセット 3

「自発的な言葉」を使う

「まだ5回」と「あと5回」の大きすぎる違い

トレーニングで、スクワットを30回するとき。

最後の5回が猛烈にきついのです。

いわゆる、伸びシロにいる状態ですが、体力的には限界です。そのとき、トレーナーは言いました。


「あと5回もできる！」


筋力の限界を迎えている最後の最後。

ふつうの感覚なら「ああ、まだ5回もある……」とネガティブな考えに支配されて、

「苦しい」気持ちが強まり、どうしても力を抜きたい欲求に駆られます。

しかし、「あと5回もできる！」と言えば、非常にポジティブな「前向きにやろう！」という意欲がわき上がります。

彼はときに「**あと5回しかできない！**」と言うこともあります。

「あと5回しかできない。じゃあ、全力でやらないと！」とポジティブなマインドに切り替わり、限界状況でありながら、全力で取り組むことができるのです。

「自発的な言葉」を使うと「自発的な仕事」ができる

言葉の置き換えで、「やらされ感」を瞬時に消す——。

脳のなかでは、「やらされ感」を持つとノルアドレナリンが分泌され、「自発的」にやればドーパミンが分泌されます。同じ仕事に取り組むにしても、人からやらされるか、自分からやるのか。

取り組み方の違いでストレスホルモンが出るのか、幸福物質が出るのか、まったく正反対の結果になるのです。どうせ同じ仕事をするのなら、幸福物質を出しながら、モチベーションを高め、楽しくやったほうがよいでしょう。

そのためには、「やらされ感」を増強する言葉を使わないようにして、**「自発性」を引き出す言葉を使うようにする**のです。たとえば、次のような具合です。

◎「もう8時だ。仕事に行かないと」
↓「よし、8時だ。今日も仕事に行くぞ！」
◎「今日も、3時間残業させられる」
↓「残りたったの3時間。頑張るぞ！」

「もう」「〜も」「〜しないといけない」「〜させられる」。こうした「義務感」「やらされ感」を示す言葉はできるだけ使わないようにする。

逆に、「自発的」な言葉。「自分からやるぞ！」という言葉に置き換えるだけで、ネガティブな「やらされ感」のノルアドレナリン思考から、**ポジティブで自発的なドーパミン思考へと切り替えることができる**のです。

「目標を細かく区切る」――ドーパミンを出すコツ

今までお伝えした以外にも、ドーパミンを出す方法は、いろいろあります。たとえば、次のような方法です。

◎ 目標を設定する
◎ 目標を達成した自分をイメージする
◎ 目標を繰り返し確認する
◎ 楽しみながら実行する
◎ 達成するプロセスを変える
◎ 自分流の工夫をする

「やらされ仕事」を「自発仕事」に切り替えるためには、上司などから課された「ノルマ」をそのまま実行するのではなく、**「目標」を再設定すればよい**のです。

私の場合、「3カ月で本を書いてください」と頼まれたとします。

その際、相手の依頼より**「細かく区切る」**ようにします。

最初の1カ月で取材、情報収集。次の1カ月で目次と全体の構成を決める。最後の1カ月で実際の執筆、といった具合です。

執筆の1カ月も10日ずつに分けて、最初の10日でとにかく通して最後まで書く。次の10日で全体のグレードを上げる。最後の10日で印刷した原稿チェック、誤字脱字などを含めた細かい直し。

このように、具体的な期間と細かい目標設定を行なうのです。

それだけで「3カ月で書け！」というやらされ仕事が、すべて自分がイニシアチブ（主導権）を持った「自発的な仕事」に切り替わります。

簡単にドーパミンを出すもう1つの方法が、**「仕事を工夫する」**こと。自分のオリジナリティを加えてみるのです。

ドーパミンは「工夫」が大好きです。

人に言われた通りにやるだけではノルアドレナリンが出ますが、自分の工夫を少し加えるとドーパミンが出ます。

「目的地」と「締め切り」は、人によって決められても、行き方、交通手段、乗り換え方法などを自分なりに工夫する。それだけで、「やらされ仕事」が「自発仕事」に置き換わり、モチベーションと仕事効率のアップが実現するのです。

あなたの職場で、楽しそうに働いている人をよく見てみると、頼まれた仕事でも、その人なりの工夫をしていることはありませんか？

たとえば、「明日までに頼む」と言われたことを今日中に終わらせている。資料の作成を頼まれたら、頼まれたもの以上の補助資料も作成している。

こういった人は、無意識に感情リセット術を使って、ドーパミンを分泌させているのです。

創意工夫をするとドーパミンが出ますし、明日までにと頼んだ書類が今日中にもらえれば、間違いなく頼んだ人に喜ばれます。あなたはほめられ評価も上がる。気分もよくなり、「もっと頑張ろう！」と、さらなるモチベーションにつながります。

仕事を楽しんでいる人は、どんなことでも「**楽しむポイント**」を見つけて工夫しているのです。

仕事の「やらされ感」を解消する法

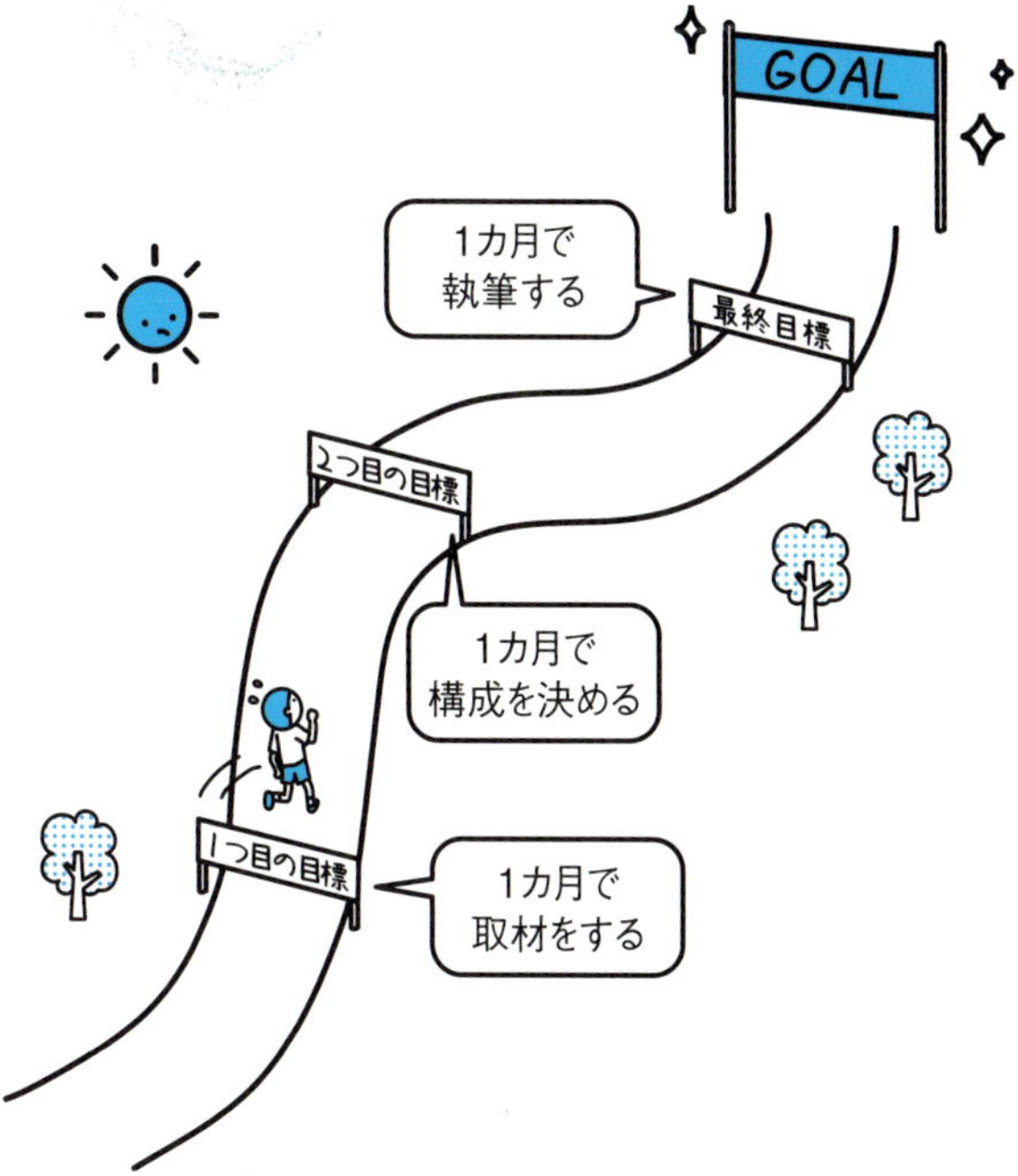

Point

たとえば、細かく目標を区切ってみる

リセット

4

感情を「数値化」する

「今の気分」に点数をつけてみる

「苦しい」人のほとんどは、視野狭窄（視野、視界が狭くなり全体が見えなくなっている状態）に陥っています。

状況を広い視野で客観的に見られなくなっているので、自分の周囲にある「楽しい」を発見できなくなっている。あるいは、ポジティブな側面がまったく目に入らなくなっています。

視野狭窄から抜け出すには、状況を客観的に見られる、**「鳥の目」へと視野を広げればよい**のです。

どうすれば視野を広げることができるのでしょうか？

患者さんで「最悪です」「我慢できないほどひどい」「どん底です」「もうダメです」「死にたいです」と、とにかく「苦しい」「つらい」を連発する方が、ときどきいらっしゃいます。

そうした「最上級のつらい」を語られる患者さんは、1カ月たって症状を聞いても、「最悪です」「我慢できないほどひどい」「どん底です」と、同じようなことをおっしゃいます。さらには、「ちっともよくならない」「あいかわらず調子が悪い」とまで。

処方した薬も効果が出ており、患者さんの表情を見ても初診時より明るくなってきている。しかし、患者さんの口からは、100％のつらさしか語られません。

そんなときは、**「今の気分は、何点くらいですか？」**という質問をします。

「あなたが今まで一番調子が悪かった状態を0点。健康で暮らしていた状態を100点とすると、今の調子は何点くらいでしょう？」と。

そうすると患者さんは、「20点」と答えます。かなり低いですね。

次に、「この病院に最初に来たときの調子は、何点くらいでしたか？」と尋ねます。

すると「0点」と答えます。

「最初0点だったのが、今は20点になったのですね。それなら、症状は少し改善していますね?」と問いかけます。すると、「そうですね」と、患者さんは、はじめて症状の改善に気づくことができます。

さらに、「0点から20点になった。どのあたりがよくなったのでしょう。楽になった点が、どこかありますよね?」と質問を続けます。そこではじめて、「そういえば、日中のイライラが少し減ったような気がします」と、症状がよくなったところに目を向けてくれるのです。

「苦しい」人は視野狭窄に陥っているため、今の状況を「最悪」「0点」と感じてしまいます。しかし、数値化して1週間前、1カ月前と比べてみると、「苦しい」の程度は変わっているはずです。

よくなったり、悪くなったり、調子の波が必ずあるからです。

このように数値化することで、**今の「苦しい」を相対化し、自分の状態を客観的に観察できる**ようになります。

気分や調子を数値化する場合は、必ず「**記録**」してください。

朝起きたときに、そのときの気分、調子を自己評価して、100点満点で評価して記録する。あるいは、1日の終わりに今日あった出来事を振り返り、自分の状態を評価し記録する。

記録によって、あとから見返せて、昨日と比べることができるのです。日記や手帳などに、継続的に記録してみましょう。

あるいは、スマホの日記アプリ、健康管理アプリを利用するのもよいでしょう。

去年の自分と今の自分――成長も「数値化」しよう

「苦しい」をよく口にする人は、他人と自分を比較するのが大好きです。

「同僚のAは課長に昇進したのに、自分にはまだ声がかからない」

「同級生はみんな年収500万円を越えているのに、自分はまだだ」

「Bのプレゼン能力はすごい。自分は足元にも及ばない」……などなど。

他人と比較して自分の短所をあぶり出し、勝手に落ち込み、苦しくなるのです。

自分より優秀な人間、自分より金持ち、自分より成功している人間は、世の中に何万人、何十万人といます。自分が著しく成長し、大きく成功したとしても、誰かよりは必ず劣っているので、永久に劣等感から逃れることはできません。

ポジティブな心理状態の人は、自分よりも優れた人と比較した場合、

「同僚のAは課長に昇進した。彼の優れた点を真似て俺も昇進するぞ！」

「同級生はみんな年収500万円を越えている。俺も負けずに頑張ろう！」

「Bのプレゼン能力はすごい。コツを教えてもらって自分もプレゼン上手になるぞ」

このように、**ポジティブにとらえ、モチベーションを上げます**。

しかし、ネガティブな心理状態の人は、そうした発想はできず、「他人より劣っている」とひたすら落ち込むのです。

「比較」は、物事を客観視するのには役立ちます。ただ、「苦しい」状態であなたがすべき比較は、「**過去の自分との比較**」です。かつての自分と比較することによって、自分の今のポジションが、相対的に見えてきます。

「20万円なんて安月給。でも、去年は18万円。2万円も増えている！」

「TOEIC300点。でも、前回より30点もアップしている！」

「今日も残業。でも、昨日は終電ギリギリだった。今日は10時に帰れてラッキー」

過去のマイナスの自分と比べると、現在はポジティブな状態にいることが明確にな

ります。**過去の自分に比べて、今の自分は自己成長している**と気づけるのです。

他人と比較すると苦しくなる。過去の自分と比較すると楽になる。

あなたは、どちらと比較しますか？

「期間限定」なら、努力も意外に苦にならない

「過去の自分との比較」として、私の人生で非常に苦しかった頃のお話をします。

2つあります。1つは、大学の入学試験に落ちて、1年間浪人し予備校通いをしていた頃。もう1つは医者になり立ての頃です。

私は、高校時代の成績はよいほうではありませんでした。

1学年400人のなかで、志望校の札幌医科大学に入るには、学内で30位くらいに入っていなければなりません。ところが、私はだいたい60～70位で、50位以内に入ったことすら、一度もありませんでした（笑）。

担任に、「札幌医大を受験したいです」と伝えたところ、「無理だろう」と言われました。「やってみないとわからないじゃないか！」と思い受験しましたが、担任の言

葉通りでした。

「不合格」の通知を目にして、人生で最初の大きな「挫折」を経験したのです。そのとき思いました。「このままではいけない」と。

心を入れ替えました。1年間だけ必死に勉強しよう。ダメだったら夢はあきらめる。

それから、毎日12時間勉強の日々が始まりました。午前中は予備校。昼も食事が終わったら、自習室に直行。午後の予備校の授業が終わったらまた自習室に直行し、予備校が閉まるまで、ずっと勉強。

夏頃から、模試の成績も上がり始めました。そうなると、勉強が楽しくてしょうがない。最初の数カ月は苦しくてたまらなかったのが、模試のたびに成績が上がっていくので、さらに勉強のモチベーションが上がります。

二次試験本番。倍率5倍の狭き門です。試験が終わったとき、思いました。

「**100%合格できる**」と。

合格発表のときも、不安はまったくありませんでした。

今振り返ると、壮絶な1年。しかし、充実していたなと。これだけ勉強することは一生ないでしょう。

同時に、人間ってここまで集中して物事に取り組めるのか……と、たくさんの気づきと学びを得た1年になりました。

人生うまくいく人は「苦しい時期に成長している」

「ちっとも苦しそうに思えない。全然、どん底じゃない」

そう思われた方も多いかもしれません。

私はこの「苦しい」1年間のおかげで、**短時間で集中力を高めるコツ**を学びました。勉強法を工夫したり、アレンジして楽しくすることで、モチベーションを上げる方法も身につけたのです。そして、今の自分につながる、人間としての「基礎」がこの1年間に養われたような気がします。

今でこそいい思い出ですが、当時はかなり苦しかった。もう1年浪人したらどうしよう、という不安もありました。自分には医学部など無理なのか……と、心が折れそうになったときもあります。

「苦しい」は、成長している瞬間です。

人生で最も苦しかった1年間の浪人生活は、今振り返ると、**私の人生で最も成長した1年**であったことは間違いありません。

このように、「苦しい」は振り返ると、「貴重な時間」であり、「成長の時間」であり、「人生の試練」であり、「自分を大きく成長させてくれるハードル」であることが、よくわかります。

私にとっては**「どん底」＝「貴重な時間」**なので、先のどん底秘話にちっとも深刻な感じがなかったのでしょう。

あなたの人生で一番苦しかった時期を思い出してみてください。

あなたは、今よりも、もっと「苦しい」時期を体験して、それを立派に乗り切ってきたのではありませんか？

人生で一番苦しかった時期を思い出すことで、「あのときに比べれば大したことない。今はどん底じゃない！」という気づきが得られるのです。

リセット 5

ストレスの「リセット術」を知っておく

「なんとかなる」――そう思った瞬間、ストレスは消える

「ストレスとは何か?」

いきなりこう質問されると、ほとんどの人は答えに困ると思います。

脳科学者のキム・ジャクソンとデイヴィット・ダイアモンドがつくった、ストレスの定義を紹介しましょう。

◎ストレスに対して興奮した生理反応があり、それが第三者によって測定可能であること

◎ ストレッサー（ストレスを与える刺激）要因は、嫌いなものであること
◎ 自分はストレッサーを制御できないと感じていること

この3つです。

私は、この3つ目の定義こそが重要だと思います。

つまり、「**『自分で制御できるかどうか』が、ストレスかどうかの分かれ目になる**」ということです。

たとえ苦しくても、自分でコントロールが可能なら、それはストレスにはなりません。自分で制御できない、「どうにもならない」点がストレスのストレスたる所以《ゆえん》であり、**「なんとかなる」と思った瞬間にストレスではなくなる**のです。

「対人関係がうまくいかない」悩みを抱えているなら、「対人関係を改善する本」を読んでみたり、対人関係改善セミナーに出てみる。それだけでストレスは軽減されます。

解決の方法を学ぶことで、コントロール不能だった問題が、コントロールできる問題になる可能性は十分にあります。

そう、あなたは今、本書を読んでいるわけですが、そのこと自体も、まさに「対処

法」を学んでいるわけです。

余談ですが、世に多く出ている「ビジネス書」を読んでも、その内容を実践している人は、読んだ人の10％もいないとされています。

また、せっかく読書をしてもその内容をアウトプットしないと、4週間をすぎた頃からどんどん忘れてしまうのが人間の脳の仕組みです。

「じゃあ、ビジネス書を読んでも意味がないのか？」

心配ありません。ビジネス書には間違いなく、**今の問題の「解決法」**が載っています。

その方法を実践するかは人それぞれですが、「こうすれば解決できる」と知ることで安心を得ている、結果としてストレスをためずに済んでいるわけです。

リセット術を知るだけで「ストレスが激減する」

解決する手段を知るだけで、実際の問題は解決しなくてもストレスが軽減される。

これは、マウスを使った実験でも明らかにされています。

別々のケージ（かご）に入れた2匹のマウスに軽い電気ショックを与えます。片方のマウスが入ったケージにだけ、レバーがついていて、そのレバーを踏むと、両方のケージの電気ショックが止まる仕組みになっています。

何度か電気ショックを与えると、レバーのついたケージのマウスは、電気ショックを止める方法を学習します。

レバーを踏んで自分で電気ショックを制御できるマウスと、何もできなくて、ただ電気ショックにおびえるマウス。

どちらがストレスの影響を受けると思いますか？

答えは簡単ですね。何もできないマウスです。

電気ショックを受けた回数と時間はまったく同じだったにもかかわらず、何もできないマウスは、潰瘍《かいよう》ができて衰弱が早いなど、ストレスの影響をより大きく受けたのです。

つまり、ストレスの原因や苦痛を取り除けなかったとしても、**ただ対処法を知っているだけで、そのストレスを激減させることができる**のです。

「リセットできるストレス」を知っておく

電気ショックをコントロールできるマウス

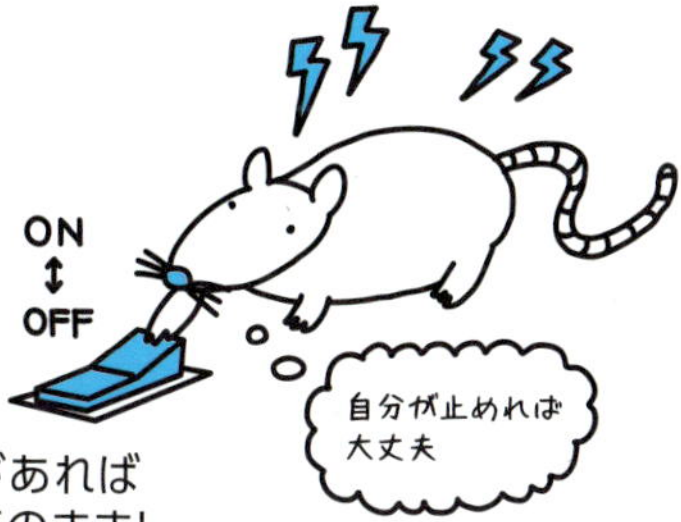

➡停止レバーがあれば
マウスは元気のまま!

電気ショックをコントロールできないマウス

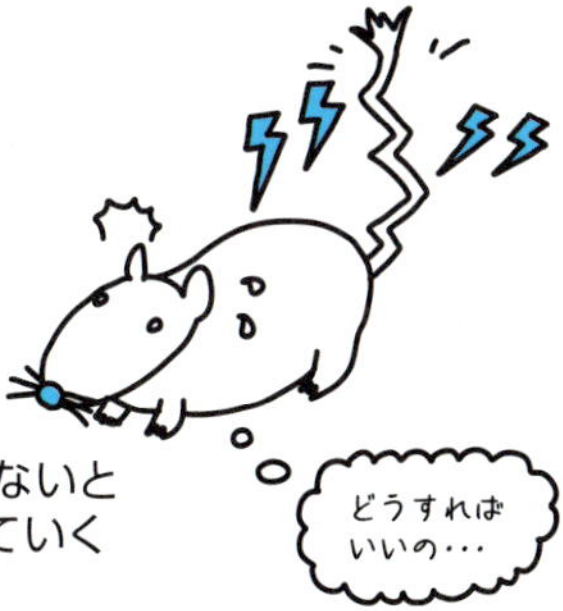

➡停止レバーがないと
マウスは弱っていく

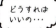

Point

「コントロールできる」という感覚が、
ストレスをリセットする

リセット 6

「考えれば解決できる問題」だけを考える

過去・他人……「変えられないこと」で悩まない

「グズグズ考え始める前に、まずその問題が考えれば解決することなのか、それともムダなことなのかを判断しなければいけない。どうせ解決しない悩みなら、考えない」

（中谷彰宏『中谷彰宏の自分塾』サンマーク出版）

ここで1つ、質問をさせてください。

あなたが今直面している、「苦しい」の原因となる大きな問題や悩み。それは、対処可能、解決可能でしょうか？　それとも対処も解決もできない問題ですか？

あなたの抱える悩みや問題が解決できるものかどうか。それを知っておくことは、ストレス対策の最初の一歩とも言えます。

あるストレスに対する調査によると、最もストレスになるのは、**「変えられない状況を変えようとすること」**だそうです。

変えられない状況とは、自分の子どもを亡くしてしまった、というような場合。子どもを失なったショックは計り知れないほど大きなものです。ただ、いつまでも子どものことばかりを考え、「もう一度子どもと一緒に生活したい」と願ったところで、死者がよみがえることはありません。

あるいは、自分のミスで会社に1000万円の損害を出してしまった、という場合。「どうしてこんなことをしてしまったんだろう……」「大変申し訳ない。死んでお詫びをしたいくらいだ」と悔やんでも、タイムマシンに乗ってやり直すことはできません。1000万円が戻ってくることは絶対にないのです。

それなら、**「今、自分ができること」を必死にやる**しかない。

それは、「被害を最小限に抑えるための後始末的な仕事を必死にこなす」「次の仕事を頑張って、損失を取り戻す」「今回の失敗を反省し、二度と同じミスをしない」といったことです。

「変えられないもの」を変えようとする努力は、残酷な表現ですが、「ムダな努力」なのです。

解決できない問題や悩みについて、クヨクヨと考えることは、1トンの石を手で動かそうとするようなもの。どれだけ頑張って押しても、絶対に動くことはありません。押せば押すほど、体力と精神力を消耗するだけ。結果として、1ミリたりとも動かないのに、心も身体もヘロヘロな状態になります。

では、変えられないもの、解決できない問題や悩みとは何でしょうか。

過去と他人は変えられない。
しかし、今ここから始まる未来と自分は変えられる。

（心理学者・エリック・バーン）

変えられないものの典型は、「**過去**」と「**他人**」です。

まず、自分が問題や悩みに直面したら、その問題や悩みが変えられるか、変えられないかを考えてみましょう。変えられること――つまり解決できることならば、解決法、対処法を知ればよいだけです。

一方、変えられない問題や悩みだったなら、そのことで悩むのは最大のストレス。悩んでいてもしょうがありません。その問題を事実として受け入れた上で、「原因除去」以外の別な解決法がないかを模索することが大切なのです。

私たちは、何か問題や悩みに直面すると、その問題や悩みの原因を取り除こうとします。原因があって、結果がある。原因が変わらないと、結果、すなわち今の状況が変わらない、と考える人がほとんどです。

しかし、この常識とも思える考えは誤りです。たしかに原因を取り除けば、問題は解決します。ですが、家族や親しい友人が亡くなった苦しみは、どんなに頑張っても原因を取り除くことはできないのです。

ですから、「苦しい」の対処法として、「原因の除去」を目的にしてはいけません。「原因の除去」以外の方法はないのか、と**第三の可能性について常に考える**。

原因が取り除かれなくても、そこから生じる問題や悩みを小さくする、取り除くことはいくらでも可能です。その方法については、5章で詳しくご説明しましょう。

リセット 7

「今ここ」に集中する

「先のことは考えるな!」というサバイバルテクニック

2011年3月11日に起こった東日本大震災。

東京ではほとんどの公共交通機関が停止。帰宅難民の数は515万人。多くの方が、自宅まで歩いて帰ることになりました。帰宅まで5、6時間、あるいはそれ以上かかった方もいるでしょう。

埼玉まで5時間かけて帰った友人のAさんから、興味深い話を聞きました。彼は会社の同僚のアメリカ人のボブが同じ方向なので、一緒に帰ったそうです。

Aさんが、「明日は通勤できるのかな?」「震源地はどうなっているんだろう?」と、不安を口にすると、ボブは言ったそうです。

「**先のことは考えるな！**」

彼は元米兵で、その訓練の一環で、サバイバルのテクニックを学んだそうです。米軍直伝「サバイバルの心理テクニック」が、次の言葉に集約されています。

先のことは考えるな！
「今」にフォーカスしろ。

たとえば、船が遭難してしまったとき。

「明日は助けが来るだろうか？」

「明日には、食料がなくなってしまう」

このように、先のことを考えてはいけないのだそうです。

先のことを考えても不安になるだけで、何のメリットもないからです。助けが来るか来ないかを考えたところで、助けの来る確率が上がることはありません。むしろ、精神力と体力を消耗するだけです。

逆に、先ではなく、「今」のことだけを考えるのが、不安を消すコツです。

「今、何をするべきか？」

「今、できることは何だろう？」

そうして、「今は体力を消耗しないように、ムダな動きをしないようにしよう」と判断するのです。

帰宅難民になってしまった場合も同じです。

「一番近い帰り道は？」

「水と食料はどうするか。コンビニがあったから、今のうちに買っておこう」

「今」どうするかだけ考えて、不安や焦りといった感情をリセットするのです。

不安になった人たちは、「震源地付近の様子はどうなっているんだろう？」と帰りながらスマホや携帯で検索した人がたくさんいたようです。ですが、それを知ったところでどうにもなりません。

それよりも、Googleマップを見たり、家族との連絡のために、バッテリーを温存したりするほうが何倍も重要でしょう。

今は、一刻も早く帰宅することが何よりも重要。情報は、帰宅したあとにテレビを

不安は「今」に集中すればリセットできる

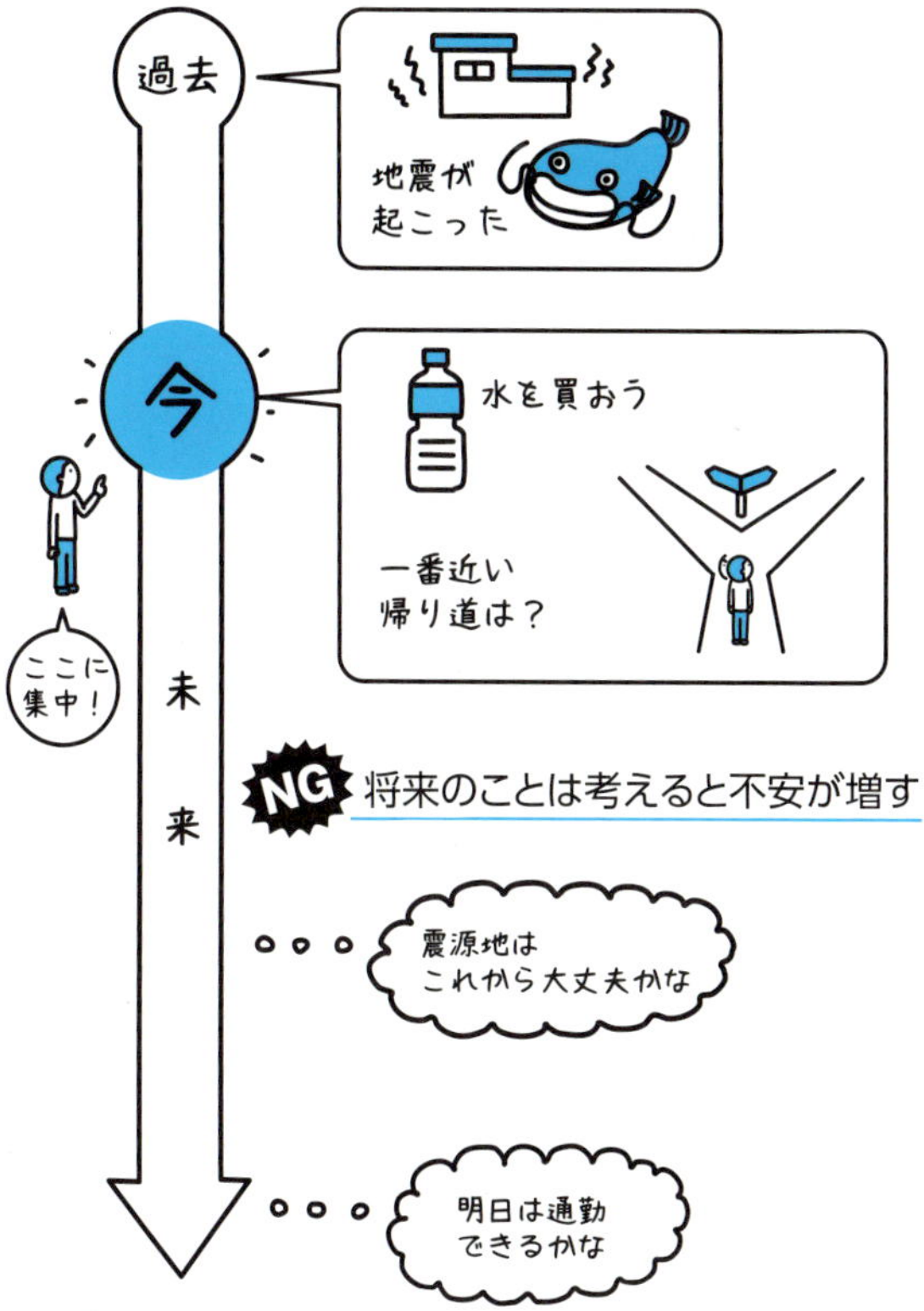

Point

「今、どうするか」だけを考える

見ればわかる話です。

今、どうするかだけ考える。それだけで不思議と心は落ち着いてきます。

「心配事の96％」は起こらない

乗っている電車が、急に止まった。

なぜ止まったのか不明で、いつ走り出すかもわからない――。

こんなとき、誰もが不安な気持ちになるでしょう。そんなとき「信号機の故障で止まっています。10分程度で動きます」というアナウンスがあれば、不安は解消されるのではないでしょうか？

「苦しい」理由の大きなものが、「不安」だと思います。

「明日、どうなるんだろう？」「これから先はどうなるんだろう？」「もし、○○したらどうしよう……」。得体の知れない不安が「苦しい」へとつながっていくのです。

不安についての興味深い研究があります。

米国ミシガン大学の研究チームの心配事の実地調査によって、「心配事の80％は起こらない」ということが明らかになりました。

さらに、残り20％のうち、16％は準備をしていれば対応可能なもの。つまり、心配事のうち実際に起こるのはたったの４％だったのです。

心配事や不安の96％は実際には起こらない。つまり、ただの「取り越し苦労」にすぎないのです。

専門用語では、将来を予期して不安になることを「予期不安《よきふあん》」と言います。予期不安のほとんどは実際には起こらないのです。

さらに、こんな動物実験があります。

ケージにマウスを入れて軽い電気ショックを与えます。そのとき、電気ショックの3秒前にブザーを鳴らしてから電気ショックを与え、ブザーのあとに電気ショックが発生することを学習させます。その学習が済んだら、次にブザーだけを何度も鳴らし、電気ショックは与えません。

ブザーの頻度を多くすると、マウスは完全に固まって動かなくなってしまいました。

つまり、ブザーという予期不安を与えただけで、電気ショックを与えられるのと同等か、それ以上のストレスを受けるのです。

実際に「苦痛」となる出来事が起きなくても、「起きるのではないか」と思っただけで、極度の不安状態とそれによるストレス反応が生じるのです。

「不安」のストレスとは、起こってもいないことに対する取り越し苦労であって、ざっくり言ってしまえば、考えなければ発生しないものです。**「無」から、勝手に自分でストレスをつくり出している**と言えます。

沖縄の方言で「なんくるないさ」という言葉があります。

「なんとかなるさ」という意味です。同じような意味でスペイン語の「ケ・セラ・セラ」があります。

今、できることをすべてやったなら、先のこと、明日のことを考えても不安になるだけ。そんなとき、「**なんくるないさ**」「**ケ・セラ・セラ**」と心のなかでつぶやいてみてください。

「予期不安」がリセットされて、何だかゆったりとした気分になってきませんか？

3章

できる人の「一気にやる気を高める」法

「モチベーションが持続する」感情リセット術

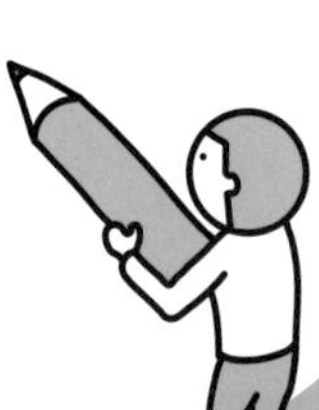

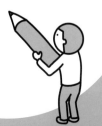

リセット 1

最初に「制限時間」を設定する

「制限時間6カ月」で億万長者になった男

ウィル・スミス主演の『幸せのちから』（2006年）という映画があります。

私の大好きな映画の1つで、特に、ビジネスマンに見てほしい映画としては、ベスト3に入るでしょう。

医療用機械のセールスマン、クリス・ガードナー（ウィル・スミス）は、成功して財をなそうと必死にセールスするものの、1台も売れないという厳しい現実に直面します。家賃も払えなくなり、妻は家から出ていってしまいます。

この「苦しい」現状を、なんとかしたい。「証券マンは稼げる」という話を聞いて、彼は証券会社のインターンシップに申し込みます。無事、採用されたものの、半年間は無給ということをあとで知らされます。

所持金は21ドル。貯金もなし。残された5歳の息子クリストファーを託児所に預け、昼はインターンシップをしつつ、夜は機械のセールス。やがて、家を追い出され、息子と2人住むところもなく、公衆トイレで一夜を明かすことに……。ついにはホームレスとなり、救護所に並んで食事をもらう最低の生活に転落します。

しかし、クリスはあきらめません。**絶対にあきらめない**。

6カ月のインターンシップの終了時に採用試験が行なわれ、優秀なメンバーだけが数名、正社員として採用されるからです。そのチャンスをつかむために、毎日、夜中まで勉強を続けました。

6カ月が過ぎ、試験結果発表の日。努力の甲斐あって、彼は正社員に採用されます。

その後、クリスは証券会社で成功し、独立して億万長者となります。実在の人物、クリス・ガードナー氏の自伝を元にした作品です。

ホームレスにまで転落したクリスが、採用試験に合格し、成功への切符を手にすることができた理由は、何だったのでしょうか？

それは、「6カ月」という**締め切り、制限時間が設定されていた**からです。

そして、自分のためだけではなく、息子のため、つまり**「人のため」に頑張った**から。

これらの理由こそが、「苦しい」をモチベーションに変える技術そのものです。

●心身の能力を瞬時に高める「2つの脳内物質」

あなたは、夏休みの宿題を最後の1日で終わらせたことはありませんか？

多くの人が、夏休みの宿題を最後の1日、あるいは最後の数日で片づけたのではないかと思います。

宿題が1日でできるのであれば、最初の1日ですべてやってしまえばいい。そう思っても実はそれはできないのです。

背水の陣。火事場の馬鹿力。窮鼠《きゅうそ》猫を噛む。

限界の状況に追い込まれた人間や動物が、実力以上の力を発揮することは、昔から知られています。また、あなた自身も、夏休みの宿題に限らず、締め切り直前の最後の追い込みなど、いろいろな場面で、それを実感しているはずです。

なぜ、追い込まれると、実力以上の力を発揮できるのでしょうか？　これもまた、脳内物質で説明できます。人は追い込まれると、ノルアドレナリンとアドレナリンが分泌されるのです。

「苦しい」の元になるこれらの脳内物質ですが、元々は、危険な状態から一刻も早く抜け出すために、**心と身体の能力を瞬時に高める物質**なのです。ノルアドレナリンは集中力を高め、脳機能を活性化します。アドレナリンは筋力をアップし、身体能力を高めます。

つまり、人は**追い込まれたときに、高い能力を発揮できる**ように設計されているのです。火事のときおばあさんがタンスを背負って逃げたというのは、ありえる話です。

ですから、「苦しい」状況を積極的に利用すれば、仕事を効率化し、モチベーションを高めることが可能となります。

苦しい作業が楽しくなる「ストップウォッチ仕事術」

緊迫感、緊張感があったほうがよい仕事ができる——。

このことは、あなたにも経験があるのではないでしょうか。

私も「お手すきのときにお願いできれば」と依頼された原稿は、いつまでたっても書けません。「いつでもいい」と言われると、尻に火がつかないわけです（笑）。

そこで私は、「いつでもいいです」という依頼でも、「今月末までに書きます」と、自分で締め切りを設定します。書き上がるのは締め切りの2日前くらいになってしまいますが（笑）、集中して執筆するので、非常に質の高い文章が書けます。

自分で締め切りを設定すると、集中力とモチベーションが高まります。

その理由は2つ。1つは、追い込まれた状態によるノルアドレナリンの働き。もう1つが、「今月末までに終わらせる！」という明確な目標設定によるドーパミンの働きです。

なお、人間が持つモチベーションはたった2つしかありません。

「楽しさ、褒美、ほめられるために頑張る＝快適なことを求める」ドーパミン型モチベーションと、「恐怖や不快や叱られることを避ける＝逃げるために頑張る」ノルアドレナリン型モチベーション。この2つだけなのです。

「締め切りを設定する」だけで、2つのモチベーションを高める脳内物質が分泌され、

締め切りを「2つ設定する」効果

「日付」で締め切りをつくる

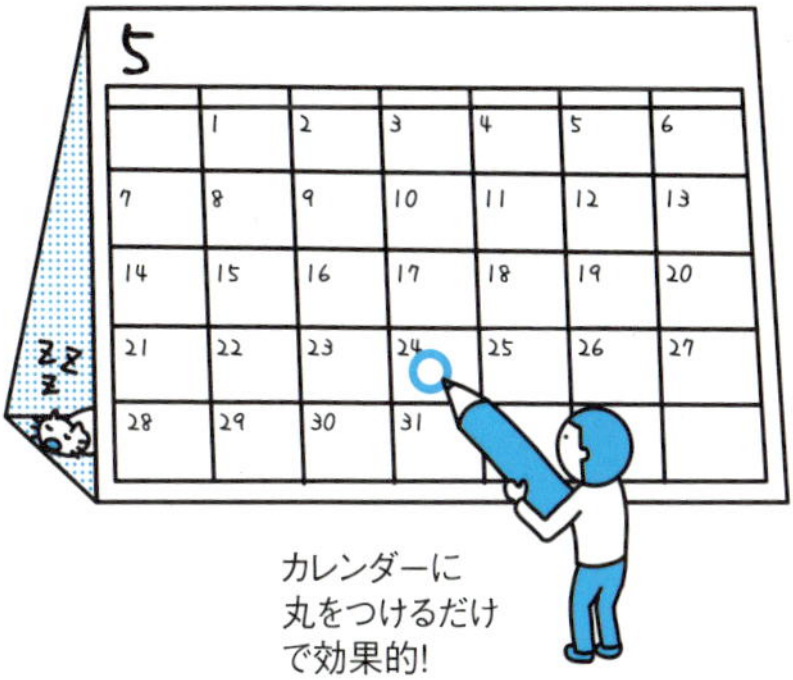

「時間」で締め切りをつくる

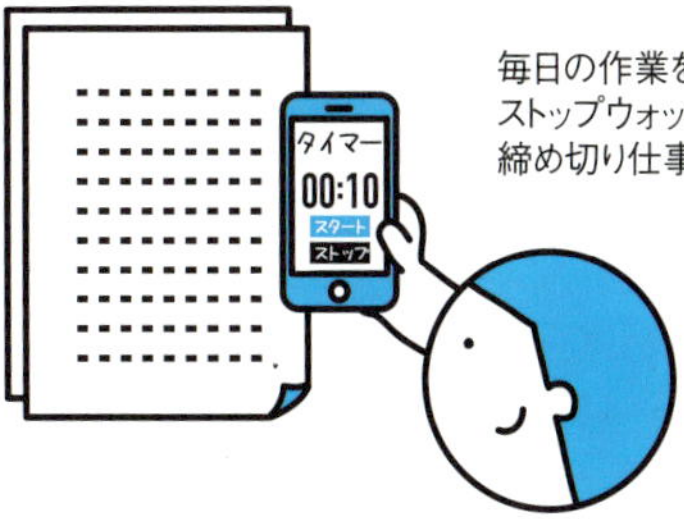
タイマー
00:10
スタート
ストップ
毎日の作業を
ストップウォッチで
締め切り仕事にする!

Point ちょっとした工夫で
「モチベーション」&「集中力」アップ!

モチベーションが上がりまくる、というわけです。

締め切り設定を日々の仕事に活かすには、「見積書を1時間で完成させる」「プレゼン資料を午後3時までに完成させる」のように、**時間ごとに締め切りを設定する**のも効果的です。このとき、ストップウォッチ（または、タイマー）できちんと時間を測るのがポイント。

スマホには、最初からストップウォッチのアプリが入っていますので、それを使うと便利です。

脳科学者の茂木《もぎ》健一郎《けんいちろう》氏や、明治大学教授の齋藤《さいとう》孝《たかし》氏も、「**ストップウォッチ仕事術**」を実践しているといいます。「苦しい」仕事にゲーム感覚が持ち込まれることで「楽しい」に変わるので、その意味でもおすすめの仕事術です。

背水の陣の「カンフル注射」――ノルアドレナリン

締め切りを設定すれば集中力が高まる。

このように言いましたが、毎日が締め切りだらけになると、その効果は薄れてしまいます。

私の友人でフリーライターをしている人がいます。原稿料は非常に安く、1本せいぜい数万円です。ですから、月に10本以上の仕事をこなさないとご飯が食べられない。そうすると、2、3日に一度は、原稿の締め切りに追われることになります。

つまり、「ほぼ毎日締め切り」の状態。

これでは、ノルアドレナリンの集中力アップ効果は期待できません。ノルアドレナリンは「背水の陣」のときの「火事場の馬鹿力」を引き出す脳内物質だからです。毎日火事が起こっていては、脳は「またか」と、すっかり慣れてしまいます。

また、ノルアドレナリンが毎日のように出る状態が続くと、ノルアドレナリンの枯渇状態に陥ります。やる気も出ず集中力も低い、無気力状態になってしまいます。これが長く続いた状態がうつ病です。ですから、締め切りを設けるといっても、ほどほどにしないといけません。

ノルアドレナリンは、**カンフル注射のようなもの**です。毎日カンフル注射を打っても、効果がどんどん薄くなるだけなのです。

リセット 2

「ご褒美」を効果的に使う

あなたにとっての「最高のご褒美」

今の自分の仕事が嫌で仕方がない。仕事に誇りを持てない。

そんなマイナスのイメージを抱きながら、日々、生活のためにしょうがなく仕事をしている人も、少なくないと思います。「仕事が大嫌い」、という状況を超えて「仕事が大大大嫌い」なんて人もいるかもしれません。

そんな大嫌いな職場で、どうやってモチベーションを高めたらよいのでしょうか？

そのヒントを与えてくれる映画が、『マイレージ・マイライフ』（２００９年）です。

主人公のライアン（ジョージ・クルーニー）は「リストラ宣告人」、企業に代わって職員に解雇を宣告する仕事をしています。リストラされた人は絶望し、泣き崩れ、ときには宣告人に対し激しく怒り出します。リストラの宣告は誰もやりたがらない、非常にストレスが多い仕事です。

ライアンは、内心、嫌な仕事とは思いつつ、非常に高いモチベーションを保ち、前向きに仕事に取り組んでいきます。モチベーションを維持する方法について、一流企業から講演を依頼されるほど。

彼の前向きに仕事に取り組む秘密は、何なのでしょうか？

それは、「マイレージ」。

彼は、仕事で毎日アメリカ中を飛行機で飛び回ることで、マイルが貯まることを楽しんでいます。彼の大きな夢が、１０００万マイルを貯めること。

彼は仕事自体に「喜び」や「達成感」を見出せないので、仕事以外に「**自分にご褒美をあげる**」ことで、モチベーションを維持していたのです。

仕事そのものが自分の「精神的報酬」になるのが一番ですが、もしそれが困難な場合は、仕事と関係ないところで、自分にご褒美をあげる方法が非常に効果的です。

ご褒美を「自分に先渡しする」すごい効果

自分にご褒美をあげることで、「苦しい」状況でも、モチベーションがアップする。まるで、子どもに、「お菓子をあげるから買い物に行ってきて」と言うようなものです。

「そんな子どもだましみたいな方法で、本当に効果があるのか？」と懐疑的な人もいるでしょう。

この方法を、超一流のスポーツ選手もやっている、とすればどうでしょう。

アメリカ大リーグで大活躍し、数々の記録を残したイチロー選手。

彼は、大きな記録を達成したとき、**自分へのご褒美として時計を買う**そうです。

2009年、9年連続で200本安打を達成したときは、フランク・ミュラーの高級時計を購入しました。また、2006年の第1回ワールド・ベースボール・クラシック（WBC）では、日本代表が大苦戦を強いられるなか、高級時計を衝動買いしたとのこと。その直後にチームは勝ち進み、見事優勝を勝ち取ります。

これには、「**ご褒美の先渡し**」のような意味があります。

優勝のご褒美を先に自分にあげてしまうことで、イチロー選手は「絶対に優勝しないといけない」と、モチベーションを上げたのだと思うのです。

ここで重要なのは、いかにもモチベーションが高そうなイチロー選手ですら、自分にご褒美をあげているということです。

いろいろなメンタルトレーニングを積み、常に高いモチベーションを維持するために、日常の生活スタイルなどにも、万全の注意を払っていたイチロー選手。

その超一流の彼が昔から続けているモチベーションアップ法が、「自分にご褒美をあげる」ことだったのです。

「脳が勝手に頑張ってくれる」仕組み

モチベーションをつかさどる、脳の「側坐核《そくざかく》」。

この部分は「報酬」をもらうことで興奮します。

楽しい、嬉しいといった感情はもちろん、仕事で何かを達成したり、人からほめられたり、誰かに愛されたり。こうした「**精神的な報酬**」が側坐核を興奮させ、やる気物質ドーパミンの分泌をうながしてくれます。

物やお金など、物質的な報酬でも、脳のなかでは「嬉しい！」という精神的な報酬に置き換わります。ですから、自分にご褒美をあげるだけで、モチベーションがアップするのです。

報酬を与えると脳は勝手に頑張ってくれる。

何か目標を達成した場合、どんどん自分にご褒美をあげてください。

注意すべきは、脳は非常に欲張りなこと。

一度ご褒美をあげた次のご褒美は、今まで以上のものを要求します。前回のご褒美と同じか、少ない場合、ドーパミンはあまり分泌されないのです。

ドーパミンを出し続け、モチベーションを常に高く保つには、**より高い目標設定と、今まで以上のご褒美を自分にあげる**ことが重要です。

人生うまくいく人は「ご褒美」をうまく使う

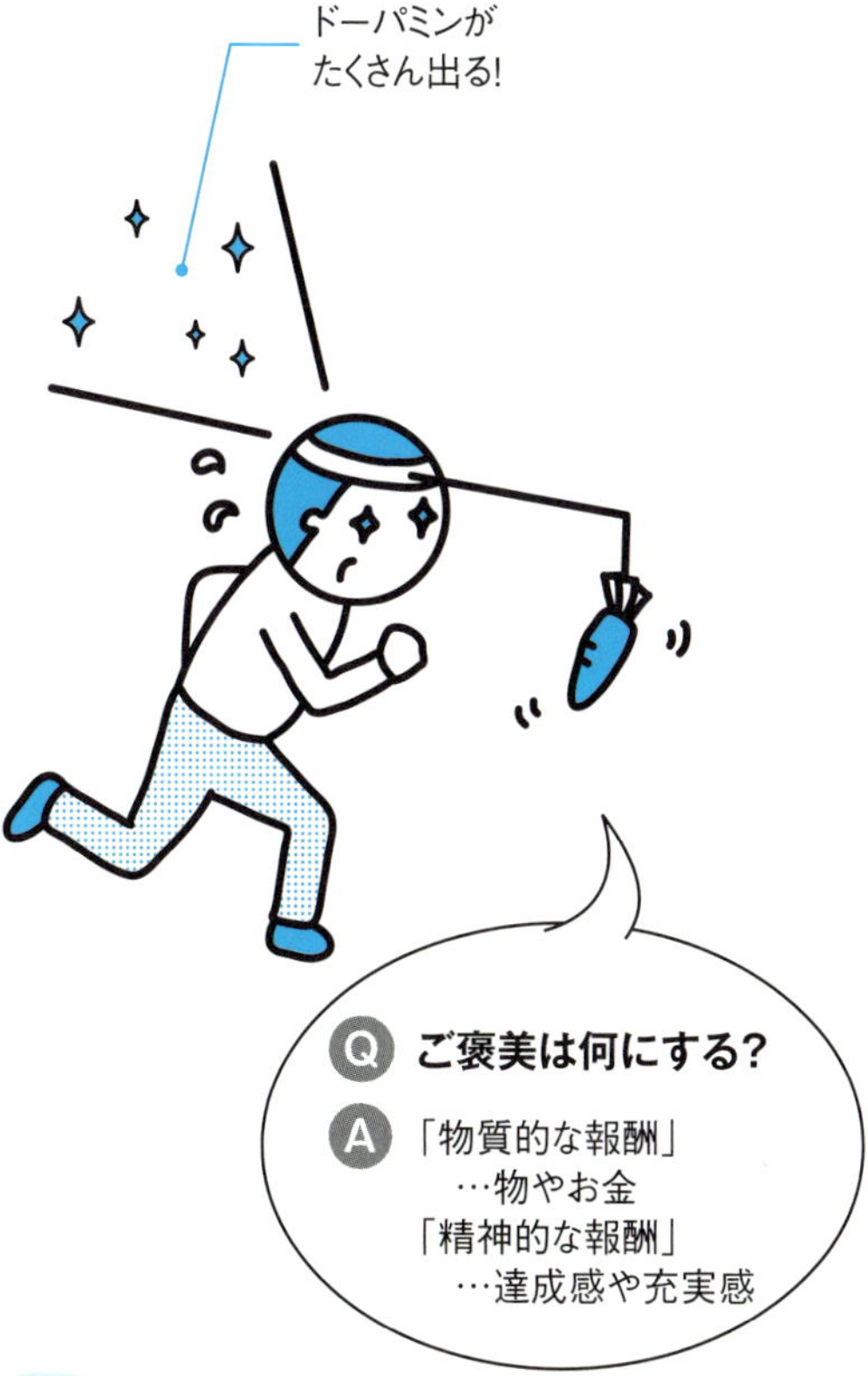
ドーパミンが
たくさん出る!
Q ご褒美は何にする?
A 「物質的な報酬」
…物やお金
「精神的な報酬」
…達成感や充実感

Point

ご褒美を与えると脳は勝手に頑張り出す

リセット 3

「大切な人のために」頑張る

「仲間のために」戦うとき、人は最強になる!

「おれたちの命くらい一緒に賭けてみろ!! 仲間だろうが!!」

(漫画『ONE PIECE』モンキー・D・ルフィ)

漫画『ONE PIECE』(尾田栄一郎《おだえいいちろう》、集英社)には、仲間のために命がけで戦う場面がよく出てきます。

絶体絶命のピンチに陥っても、「仲間のため」と思って頑張る——すると、圧倒的な力がわいてきて、**火事場の馬鹿力**を発揮して、大逆転が可能になったりします。

これは別に漫画の世界だけの話ではありません、五輪で金メダルをとったアスリートや、サッカーワールドカップで活躍した選手たちも、インタビューで「仲間のため」「チームのため」という言葉をとにかく繰り返し語ります。

「自分のため」ではなく、「仲間のため」「チームのため」に行動する人こそ、圧倒的なモチベーションを得ることができる。苦しいトレーニングをやり抜き、**すごい結果を出すことができる**のです。

これは、単なる「精神論」ではなく、脳科学で説明できます。

やる気を20倍高める法——感謝の脳内物質・エンドルフィン

自分のため、あるいはお金のために行動する。

このように、「物質的報酬」を求めて行動するときには、モチベーションを高める幸福物質「ドーパミン」が分泌されます。

何か**目標を達成するときには、この「ドーパミン」が必要不可欠**です。

ドーパミンが分泌されていないと、意欲、やる気が続かず、すぐにあきらめてしまいます。

実は、「仲間のため」「人のため」に行動するとき、あるいは社会貢献、他者貢献、ボランティア活動などをするときは、「ドーパミン」以外にも脳内物質が分泌されています。

感謝の脳内物質「**エンドルフィン**」です。

ドーパミンとエンドルフィン、両方とも「楽しい」「幸せ」という気分を引き起こす幸福物質です。この2つが同時に分泌されると、エンドルフィンは**ドーパミンの幸福感を10~20倍にも増強する**のです。

また、エンドルフィンにはモルヒネの6倍の鎮痛効果があります。モルヒネは、耐え難い激痛に苦しむ末期がん患者に使う強力な鎮痛剤。エンドルフィンは、それよりさらに強烈な鎮痛効果も合わせ持ちます。

死ぬほど苦しくつらい状況に陥っても、エンドルフィンが出ていると、そのつらさをやわらげてくれる。そして、ピンチに陥ったルフィのように「火事場の馬鹿力」を発揮することができるのです。

ボランティア活動する人の「死亡リスクが20%も低い」理由

マザー・テレサは、87歳で亡くなりましたが、80歳を越えてもまったく年齢を感じさせずに、世界中を回っていました。病気で苦しむ人々や、貧しくて生活が苦しい人々などを励まし、勇気づける活動を精力的にこなしていたのです。

以前、私が『ビートたけしのTVタックル』に出演した際、瀬戸内寂聴《せとうちじゃくちょう》さんにお会いしました。非常に溌溂《はつらつ》としていて、肌ツヤもよく、頭脳も明晰。すごく元気でエネルギッシュです。同席したのは短時間でしたが、そのエネルギーの高さに驚かされました。92歳（当時）とはとうてい思えませんでした。

2011年の東日本大震災。その被災地を何度か訪れ、現地のボランティアの方から、支援活動の現状や展望について話をうかがうことができました。

現地でボランティア活動をしている人たちは、みなさん**生き生きとして考え方も非常に前向き**であり、溌溂としていました。一緒にいるだけで元気をもらえる。震災のあとにもかかわらず、明るい雰囲気で笑顔も多く、バイタリティもあり活動的なことに、とても驚かされました。

ボランティア活動や慈善活動。

人のために活動する人は、なぜ元気でエネルギッシュなのでしょう？

それは、「**ヘルパーズ・ハイ**」と言われます。ボランティア活動や人を助ける活動をしている人たちは、そうでない人と比べて非常に活動的でテンションも高い、そうした状態を指す言葉です。

メアリー・メリル博士の研究によると、ボランティア活動をする人は、ボランティア活動をしない人に比べ、モチベーションが高く、活動的なことがわかっています。

また、達成感や幸福感を強く感じており、心臓疾患の罹患《りかん》率が低く、平均寿命も長い。

「ヘルパーズ・ハイ」の人たちは、**健康的で長生きしている**ことが明らかになったのです。

その理由は、ボランティア活動によってエンドルフィンが分泌されるためであると推測されています。

英国エクセター大学医学部のスザンヌ・リチャーズ博士らの研究は、ボランティア活動により精神的な健康状態が改善し、長寿につながる可能性があることを示唆しています。

「誰かのために頑張る」――最強のモチベーション

「自分のために頑張る」

➡ **モチベーション低下**

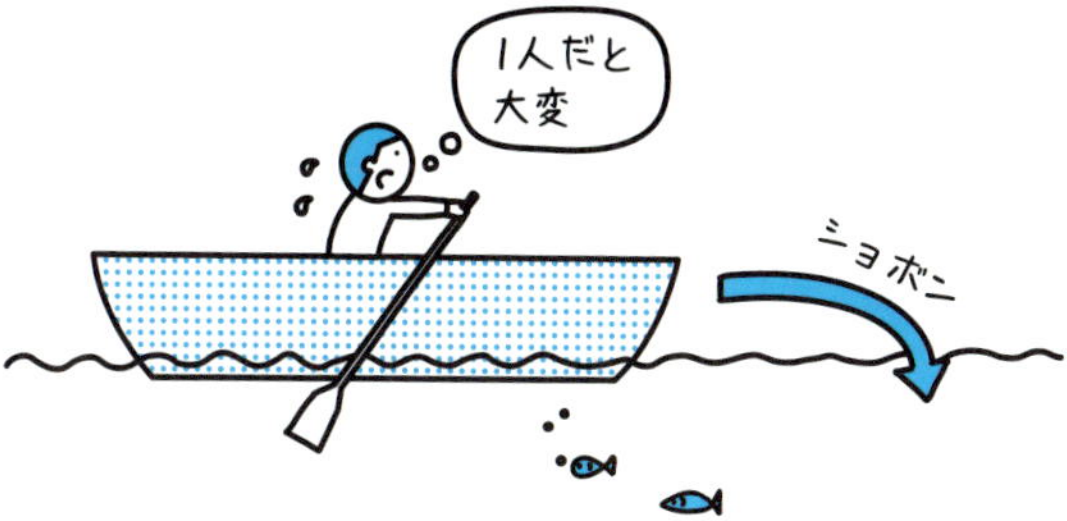

「人のために頑張る」

➡ **最強のモチベーションになる**

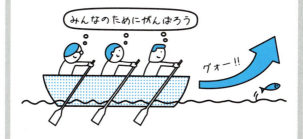

Point

人のために頑張れる人は強い

リチャーズ博士のグループは、公表論文40件のデータを分析し、ボランティア活動をする人の死亡リスクはしない人のそれに比べて20％低いという科学的根拠を見出しました。また、ボランティア活動をする人は、しない人に比べて、抑うつレベルが低く、生活満足度、幸福度が高いという結果が出ました。

また米国テキサス大学の３６１７人を対象にした、心の健康とボランティア習慣の調査では、ボランティアをした人は、しなかった人よりもうつ状態が少なく、65歳以上ではその傾向が、さらに顕著に現れたのです。

実際ニューヨーク州では、現在多くの精神医療施設で、うつ病患者に自助グループでの奉仕活動をすすめています。ボランティアは、うつ病の治療にも効くのです。

「自分のため、自分のため」というとらわれを捨てて、「人のために行動しよう！」と意識するだけで、苦しい感情は完全にリセットされます。すると、健康でストレスに負けることなく、**圧倒的なモチベーションとパフォーマンス**を発揮できるのです。

4章

人間関係うまくいく人の「嫌いを好きに変える」法

「困った人がいなくなる」感情リセット術

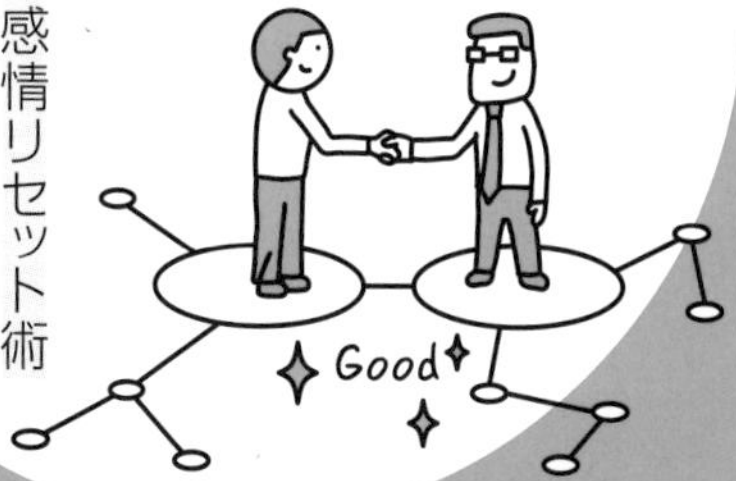

リセット 1

仕事は「人間関係が9割」

人間関係がうまくいけば「人生うまくいく」

うつ病の原因として挙げられることが多いのが、**「職場のストレス」**です。

ただ、単純に「職場のストレス」といっても非常に漠然としています。

毎日の残業や休日出勤など、過重労働も「職場のストレス」と言えます。実は、ある調査によると「職場のストレス」の90％は**「職場の人間関係のストレス」**であるという結果が出ています。

つまり、職場の人間関係さえリセットできれば、ほとんどの職場ストレスは消失し、誰もが楽しく、前向きに働けるようになるのです。

誰にでも「嫌いな人」がいるものです。ただ、それを「嫌いじゃない」に変えることは可能です。

そんな**人間関係リセット術**を、お伝えしていきます。

仕事への不満やストレスは、あなたもいろいろ抱えていると思います。

「今の職場は、自分には合わない」

「仕事の量が多すぎる」

「やりたい仕事をやらせてもらえない」

「会社は好きだが、今の仕事内容は好きではない」

ほかにも人それぞれいろいろな不満やストレスを抱えていることでしょう。

仕事へのモチベーションの高め方については、3章で説明しました。

仕事の質や量に関する不満があっても、親身に相談に乗ってくれる上司や、いろいろと気にかけてくれる先輩、何かと手伝いをしてくれる同僚や部下などがいれば、それだけでストレスはかなり軽減されるものです。

つまり、同じ「つらい仕事」でも、**職場の人間関係がよいか悪いかによって、あなたが仕事によって受けるストレスは大きく変わってくる**のです。

その反対もあります。

たとえば、あなたが以前から希望していた「広告・宣伝」の部署に配属されることになったとします。

前からずっとやりたかった仕事。もちろん、やる気満々です。しかし、いざ仕事をしてみると、新しい部署の上司とまったく反りが合わない……。せっかくの「やりがいのある仕事」のはずが、まったく楽しくありません。

どんなに好きな仕事、やりたいことでも、険悪な人間関係のなかで「楽しく」こなすのは困難です。

仕事自体が「好き」か「嫌い」かとは無関係に、良好な人間関係のなかで仕事をするかどうか。

「楽しく」仕事をするために最も大切なのは「人間関係」だったのです。

リセット 2

「人」は変えられない。ただ「人間関係」は変えられる

人間関係がうまくいく人は「人を変えようとしない人」

私の YouTube での悩み相談チャンネル「精神科医・樺沢紫苑の樺チャンネル」(https://www.youtube.com/webshinmaster) には、毎日50件以上の質問が寄せられます。

そのなかでも最も多い質問の1つが、「**他人を変えたい**」というもの。

夫や妻の性格を変えたい。子どもにやる気を出してほしい。威圧的な上司の性格を変えたい。やる気のない部下を変えたい。押しの強い友だちの性格を変えたい……などなど、実に全質問の1割以上が「他人を変えたい」という悩みなのです。

まず、大前提としてお伝えしたいのは、**他人の「性格」や「人間性」は、早々簡単に変えられるものではない**、ということです。

カウンセリングを数年間続けると、多少は変わってくるように感じられることもあります。ただし、膨大な時間と本人の努力が必要です。「本人が変わりたい」と思って努力して数年かかるのですから、「本人が変わりたくない」「問題意識がない」場合は、ほぼ不可能と思ったほうがよいでしょう。

74ページで、心理学者エリック・バーンの「過去と他人は変えられない」という言葉を、紹介しました。しかし、多くの人は、他人を変えたいと望み、他人を変えようと膨大なエネルギーを注いでいます。

それこそが、人間関係がストレスになる最大の原因です。

「他人」を変えようとすることは、エネルギーを底なしのブラックホールに注ぎ込むようなもの。

変えようとする人、変えられようとしている人、双方にとっても強大なストレスと「苦しみ」を生み出すだけなのです。

人間関係「うまくいく人・いかない人」の差

他人は変えられない

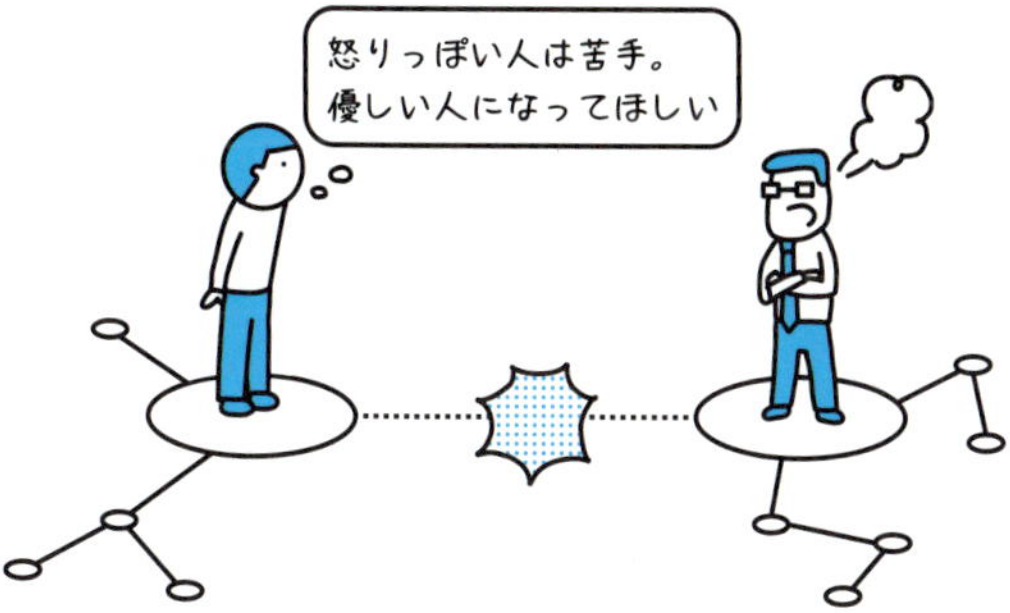
怒りっぽい人は苦手。
優しい人になってほしい

人間関係は変わる

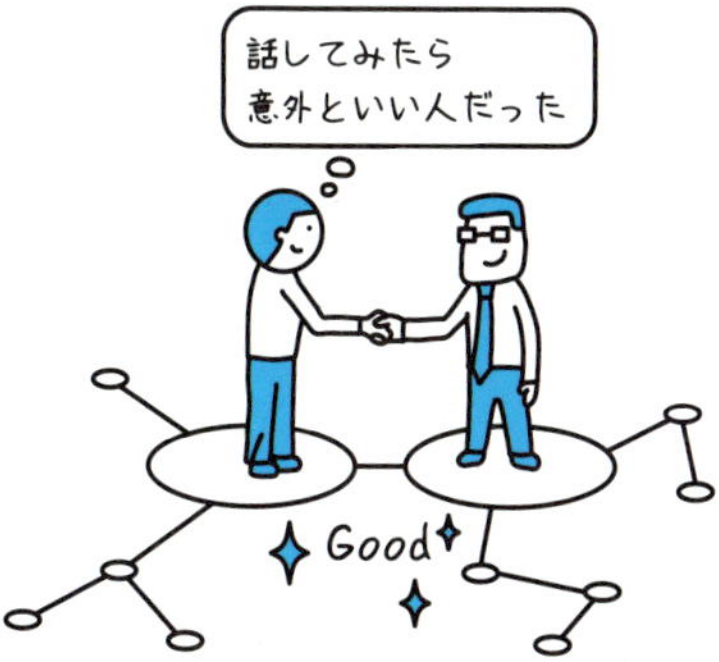
話してみたら
意外といい人だった
Good

Point 人を変える努力はムダ。
人間関係を変える努力をする

目の前の人と「同じ土俵に立つ」テクニック

「人間関係」を変える第一歩は、**相手を「肯定する」こと**です。

これがなければ、コミュニケーションが始まらず、相手も心を閉ざしたままです。

ここで、実際に私の患者さんが上司に浴びせられた言葉の一例をご紹介しましょう。

「お前の考えは完全に間違っている！」「こんなことサルでもできる！」「お前は人間のクズだ！」――これらはすべて、「人格否定」の言葉です。こんなことを言われて「はい、わかりました」と言う人はいません。

日本の会社では「人格否定」が行なわれている現状があります。ですが、「仕事ができない＝人間性がダメ」なわけではありません。

たとえば「仕事が遅い」ように見える人も「じっくり考えて動く」のが得意なタイプで、今の仕事や職場が合っていないだけかもしれないのです。

相手の欠点や、（あなたが思う）ダメな人間性をいったん認める。それによって、**はじめて人間関係を良好にするスタートラインに立つ**ことができます。

逆に、あなたの嫌いな上司がいたとします。

「仕事もできないし、人間性も最悪、まったく尊敬できないどころか、話もしたくない」とあなたは考えるかもしれません。ですが、同僚のBさんは上司とうまいことやっている、なんてことはよくあります。

本当に人間性が最悪ならば、すべての人からつまはじきにされているはず。そもそも経営陣からの信頼がなければ、責任ある立場に昇進していないでしょう。

あなたが「上司は嫌いだ」と言葉にしていなくても、そう思っている以上、相手と心理的にフラットな関係でないのです。

つまり、同じ土俵に立っていない。

それでは、いくら人間関係改善のテクニックを使ってもムダです。

まず、相手を1人の人間として肯定するところから始めないと、建設的なコミュニケーションはスタートしないのです。

リセット 3

「嫌い」という感情は「脳のエラー」だった

「相性がいい・悪い」なんて、ただの「思い込み」

よく、人間関係で「相性がいい、悪い」という言葉が使われます。

ただ、私は「相性」なんて、単なる**「個人の思い込み」「先入観」**ではないかと思っています。

「私たち、相性バッチリです。お互い一目惚れで、はじめて会った瞬間に運命の人だと感じました！」

そう言って、交際数カ月で結婚したカップルがいました。

「そんなすごい出会いがあるのか」と思っていたら、1年もせずに離婚した……と後日耳にしました。

「あれっ、最高の相性だったんじゃないの？」と本人には言いませんが（笑）、「相性って一体何だろう？」と、考えさせられます。

先日、ある夫婦と食事をする機会がありました。お互いに40歳頃に結婚され、現在は結婚して10年ほどだそうですが、非常にラブラブな雰囲気でした。2人は職場結婚ですが、はじめて会ってからは何年も、何かにつけて意見がぶつかることが多い、お互いに嫌い合う仲だったというのです。

ある日、仕事をめぐって、意見が大きく対立しました。とても収束しそうになかったため、その問題について、じっくりと話し合うことに……。

腹を割って話し合った結果、お互いに「悪い人じゃないんだ」と相手に対する印象が180度変わり、むしろ惹かれ合うようになり、2年後に結婚に至ったそうです。

これは、非常に興味深い話だと思いました。

「相性がいい」とは、「単に初対面のお互いの印象がよかっただけ」という、表面的なもの。本質的な部分における相性など、存在しないのではないか、というのが私の考えです。

本質的な相性がよければ、最高の相性だったカップルが短期間で離婚にはならないでしょう。

ですから、初対面の相手の印象がよくなくても「この人とは相性がよくない」と勝手に決めつけないこと。**マイナスのラベリングをしないことが大切**です。

「よく話してみないとわからないぞ」「もっとつきあってから判断しよう」と考えてみましょう。

「相性」とは、しょせんは先入観です。

恋愛で、「相性がいい！」と舞い上がるのはよいとしても、職場内の人間関係で、「相性が悪い」と相手を敬遠してはいけません。

人間関係の幅を狭め、結果として「苦しい」人間関係を増やすことになってしまいます。

人は「自分と似た人」を嫌いになる——という事実

人間は、**自分自身の短所や欠点と直面したくない**、という心理傾向を持っています。

たとえば、私は、自分の講演を収録した動画を販売しているのですが、それを見返すことはまずありません。

なぜなら「気恥ずかしい」からです。自分のしゃべり方の欠点やクセが目につき、話の下手さ加減に腹が立って見ていられないのです。この傾向は、他人にも当てはまります。

自分が持つ欠点や弱点と同じものを相手が持っていると、それを攻撃したり、腹立たしく感じることがあるのです。

よく「同族嫌悪」という言葉が使われますね。心理学では、「投影《とうえい》」と呼ばれます。自己の悪い面を認めたくないとき、ほかの人間にその悪い面を押しつけてしまうような心の働きのことです。

ですから、**本能的に「嫌《いや》」「嫌い」と感じる人は、自分と似たもの同士だった**なんてことはよくあります。相手をよく観察してみる。腹を割って話してみる。すると、実は自分との共通点が多かったなんてことは珍しいことではないのです。

先述した「最初の相性が最悪だった夫婦」もそのパターンです。

2人は自分たちを「似たもの夫婦」だと語っていました。似ているからこそ、最初の印象、相性が悪い……と感じてしまうこともありえるのです。

あなたが嫌いな人。好きになれない人。

その人は、あなたと相容れない人間である、とは限らないのです。実は共通点が多い、あなたに近いスタンスの人間かもしれません。

「好き」「嫌い」とは、正反対の感情ではなく、心理的には**コインの「表」と「裏」のように「一体」**になっているのです。

「脳のエラー」を信じない人が、うまくいく！

人間は、人を「好き」か「嫌い」かで、判断しがちです。

では、そのメカニズムは、一体どうなっているのでしょうか？

人間の、「快」「不快」は、「扁桃体《へんとうたい》」で判断されます。かなり本能的に、瞬間的に判断されるのです。

人の好き嫌いに限らず、身の回りで起きる、すべての出来事について、脳は「快」「不快」を瞬時に判断していきます。「快」と判断した刺激に対しては「接近」、「不快」

と判断した刺激には「回避」の反応をとらせるのです。

何か食べ物を口にし「おいしい」という「快」刺激を得た場合は、「また食べたい」と思います。「おいしくない」と「不快」刺激を得た場合は、「もうこれ以上食べたくない」「二度と口にしない」という反応を起こします。

この脳のラベリングは、**はじめての反応（第一印象）によって、ほとんど決定されるのです。**

たとえば、子どもがニンジンをはじめて食べたとき、「苦い！」と感じると、それは「不快」刺激となって脳に伝わります。すると、脳は「二度とニンジンは食べたくない！」という感情を植えつけるのです。

そうしてニンジン嫌いになった子どもは、甘く味つけするなどして「苦い」ものでなくしても、かなり強固に拒否します。

扁桃体は、魚類にも備わっている、非常に原始的な生体防御システムです。生物が生存確率を高めるための、極めて重要なシステムとして存在しているのです。

危険な食べ物は、二度と口にしない。

危険な場所には二度と行かない。

危険な外敵と二度目に遭遇したら、ただちに逃げる。

「不快」を避ける行動は、危険から遠ざかることであり、結果として生存確率を高めます。

ある心理学実験によると、人間の印象は初対面で90%決定し、あとからその印象を変えるのは非常に難しいという結果が出ています。このように、初対面の影響力が大きいことを、心理学では「**初頭効果**《しょとうこうか》」ともいいます。

脳は「快」「不快」、「好き」「嫌い」の二者択一で、初対面の人間を判定し無意識にレッテル貼りをしてしまうのです。

言ってしまえば、「嫌い」は脳のエラーです。

相手の内面や本当の性格などを考慮せず、一瞬で「嫌い」というレッテル貼りをしてしまう。そんな脳のエラーを信じて、人間関係をつくれないのは非常にもったいない話です。

人間関係 —— 相手を掘り下げて「知る」

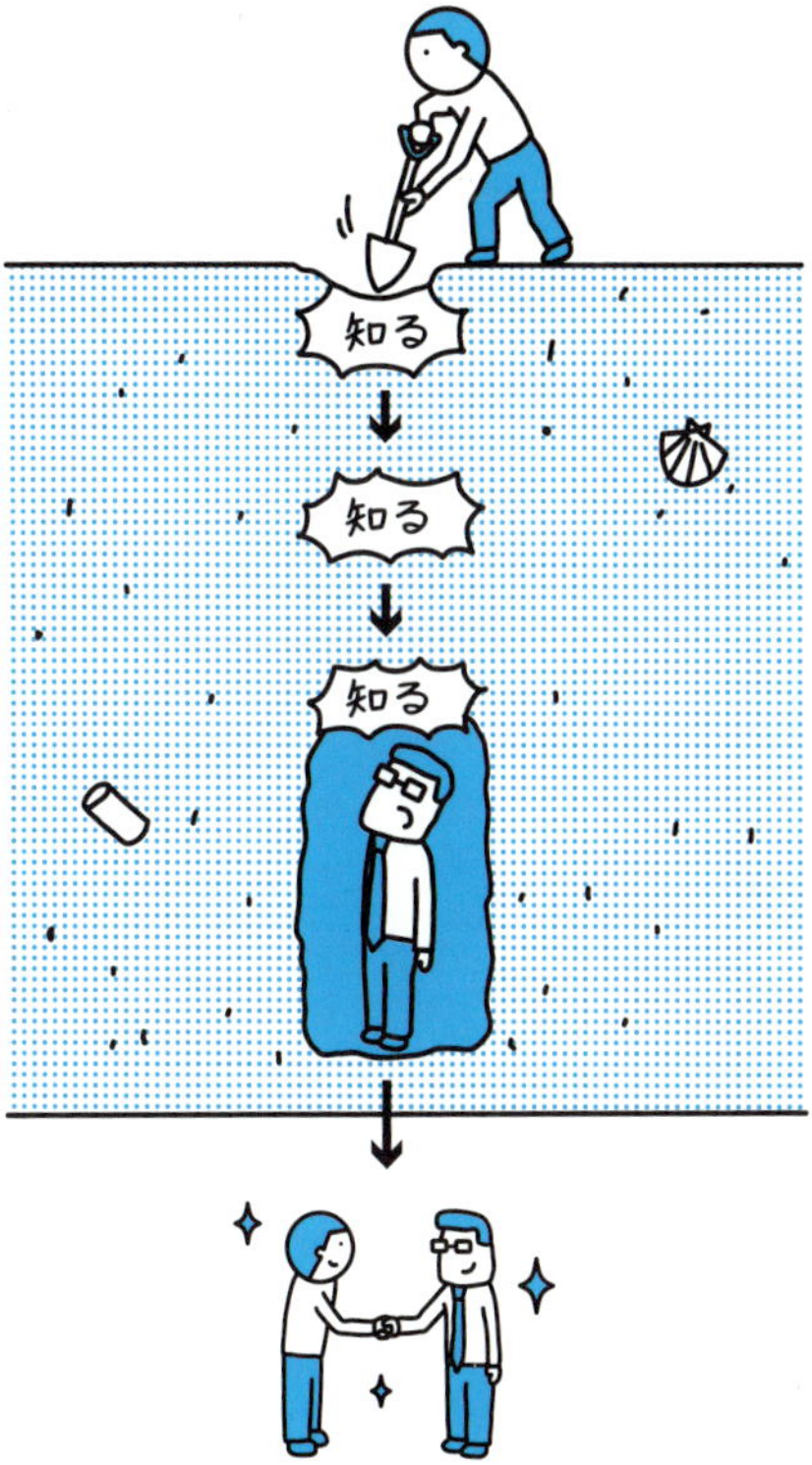

Point

相手のことを「知る」だけで、
嫌いが好きに変わる

リセット 4

「嫌いという感情」のリセット術

「好きではない＝嫌い」も脳のエラー。信じてはいけない

「嫌いという感情は無意識にわいてくるから、嫌いと思わないよう気をつけようとしても、自分でコントロールするのは無理」と思う人も多いはず。

そこで「嫌い」という感情を、ほとんど取り除く方法をお教えしましょう。

簡単なワークをしてみましょう。あなたの職場の10人をイメージしてください。その人たちを、「好き」か「嫌い」かに分類してみるのです。

何人ずつになりましたか？

「好き」7人、「嫌い」3人。「好き」8人、「嫌い」2人。こんな感じの方が多いのではないでしょうか。「好き」「嫌い」の二者択一で判断すると、必ず何人かは「嫌い」に分類されると思います。

さて、ここで先ほどの10人のうち、「嫌い」に分類した人をイメージしてください。そのなかには「大嫌いだ！」「話もしたくないし、顔も合わせたくない」という人もいるでしょう。ですが、「あまり好きじゃないけど、何か迷惑を受けているわけじゃない」「好きじゃないけど、直接の利害関係はないから、どうでもいいや」のように、決して「大嫌い」、積極的に「嫌い」ではない人たちも、一定の割合で存在するはず。

そこで「嫌い」に分類されたけれども、「大嫌い」というほどではない人を、**「ふつう」に分類**してみましょう。

あまり好きなタイプではなくても、嫌がらせを受けているとか、毎日不快な思いをさせられているとかでない限り「大嫌い」ではないと思います。それなら「ふつう」でいいじゃないですか？

判断するときに「好き」「嫌い」の二者択一ではなく、「好き」「ふつう」「大嫌い」の三択に変えてみましょう。

先ほどの10人を思い返してください。「好き」「嫌い」の2つに分類した10人を、今度は「好き」「ふつう」「大嫌い」の3つに分類してみましょう！

〝「好き」7人「嫌い」3人〟だった人は〝「好き」7人「ふつう」2人「大嫌い」1人〟、〝「好き」8人「嫌い」2人〟だった人は、〝「好き」8人「ふつう」1人「大嫌い」1人〟のように変化したはずです。

あるいは、〝「好き」8人「ふつう」2人「大嫌い」0人〟という方もいるのではないでしょうか？

たしかに「好きになれない」人だけれど、「大嫌い」というほどではないから「ふつう」でいいや！　と思えれば、私たちは「好きではない」を、「嫌い」と勘違いしていたことに、気づくことができます。

魚類にもある原始的な脳「扁桃体」は、「快」「不快」の二者択一で判断しようとします。しかし、私たちは、扁桃体よりも高度に発達した「大脳皮質」を持っている「人間」です。

「本能的な判断」ですべてを決めるのではなく「**理性的な判断**」「**論理的な判断**」によってそれをコントロールすることができるのです。

この考え方で「嫌いな人」が減る!

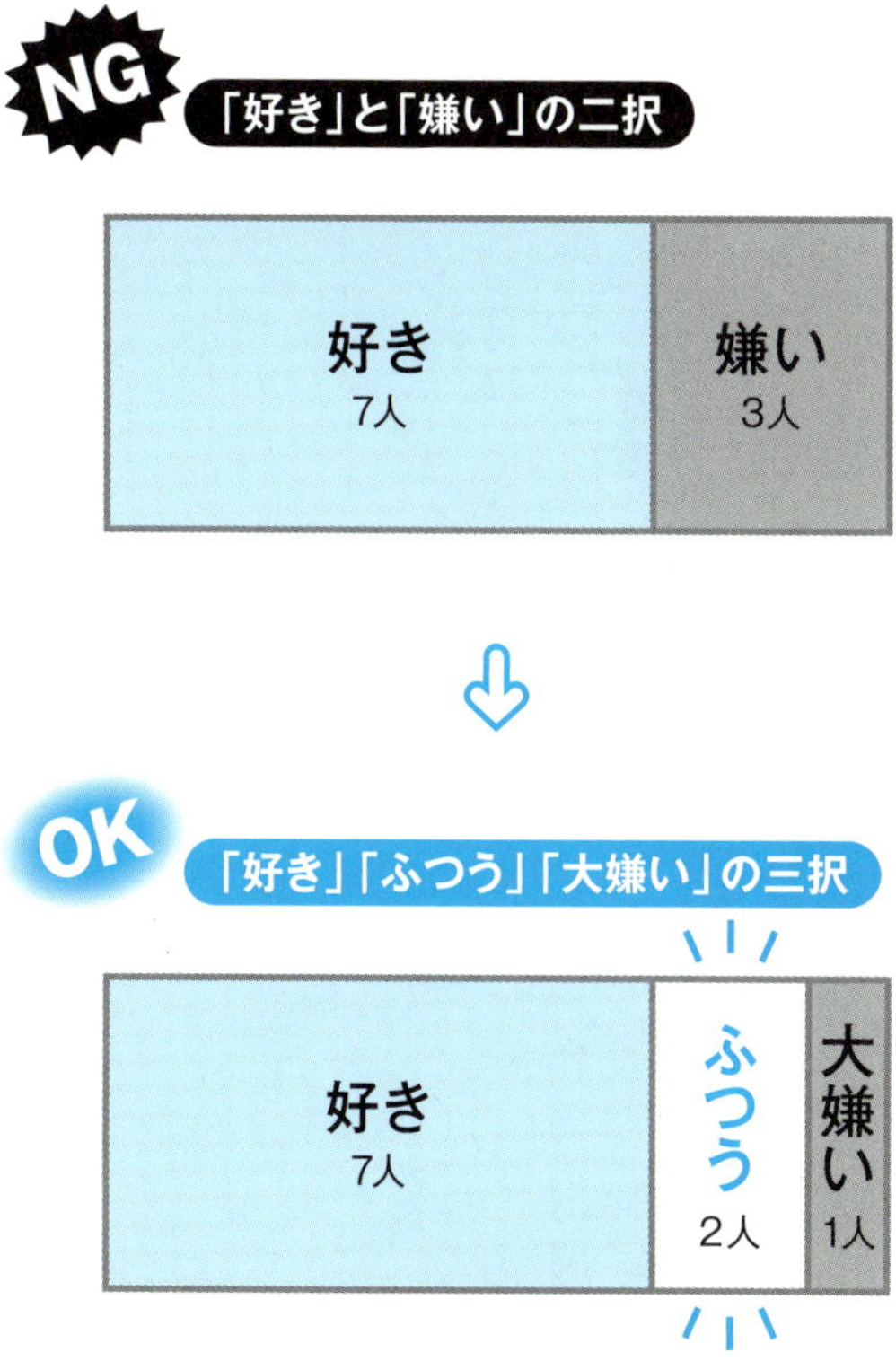

Point

「ふつう」という評価を加えてみよう

嫌いな人の「よい面」を探すと、心がリセットされる

嫌いな人の「悪口を言わない」ようにする。

シンプルなことですが、非常に効果的な人間関係の改善方法です。

居酒屋でよく、サラリーマンが上司や同僚の悪口大会をしていることがあります。

これは、絶対にやめたほうがいいです。なぜなら、「悪口」を言うことで、「嫌い」の感情を増幅することになるからです。

何人かで集まって、人の悪口を言い合うと、「そういえば、この間課長は×××で×××したらしいぜ。本当に、上司として最低だよ」といった話になります。

つまり、自分が知らなかった、あるいは気づいていなかった、相手の欠点やマイナスな印象を与える行動、言葉が、悪口大会によってどんどん出てくるのです。

このように、人の悪口を言うとは、「相手をさらに嫌いになる」ことにつながります。

そして、その**「嫌い」はすべて自分に返ってきます**。

人の悪口を言う。しかもかげ口で言う。

ストレス発散のつもりかもしれませんが、長い目で見ると泥沼の人間関係をつくり出し、自分のストレスを増やすだけなのです。

ですから、私なら、そんなときは、「擁護派」に回ります。

「本当に、うちの課長は上司として最低だよ」という話に対して、「でもこの間、こんなこともあったよ……。無頓着に見えて、結構、気を遣っているところもあるんじゃないかな」と、悪口を言うのではなく、あえて「ほめ」てみるのです。

「かげ口」ではなく「**かげほめ**」です。

本心でなくても結構です。「ほめ」というほどのものではなく、「擁護」でもよいでしょう。

嫌いな人をほめるようにする。そうすると、おもしろいように人間関係が変わってきます。それが本人の耳に入れば、その効果は絶大なものとなりますが、そうならなかったとしても、本人のいないところで、こっそりとほめることで人間関係は好転します。

なぜなら、「ほめる」のは、「**相手のよいところ探し**」につながるからです。

人はみな、「よい面」と「悪い面」の両方を持っています。

「すべてがよい」なんて人はいません。「嫌いな人」には悪い点がいくつかあったとしても、よい点も必ずあるはずです。

短所・長所は表裏一体で、状況によって変化するもの。

たとえば「不注意なミスが多い」は、「あまり細かいことにこだわらないおおらかな性格」と言い換えることもできます。

あなたに細かいことを口うるさく注意してくる上司は、言い換えると「熱心」です。「無関心」より、何倍もいいでしょう。

要するに、悪いところ探しをすれば、「短所」がたくさん見つかって、相手のことが嫌いになる。よいところ探しをすれば「長所」がたくさん見つかって、相手のことが好きになるのです。

本人を直接ほめるのが一番よいのですが、かげでこっそりほめても、あるいは心のなかで相手をほめるだけで、相手に対する「好意」が生まれてきます。

リセット

5

「困った人間関係」をリセットする心理術

「好き」には必ず「好き」が返ってくる

相手に抱いた「嫌い」を「好き」に変えるコツがあるのと同様に、相手が自分に抱える「嫌い」を「好き」に変えるコツもあります。

たしかに非常に難しそうに見えますが、そんな不可能を可能にする方法があります。

昔話『桃太郎』はご存じですね。お腰につけたキビ団子。道中で遭遇した犬にキビ団子を与えると、犬は桃太郎の家来となり、鬼退治に同行します。続いて会ったサルとキジにもキビ団子を与えると、やはり家来になるのです。

なぜ犬、サル、キジは、キビ団子をもらったくらいで、桃太郎の家来となり、命がけの鬼退治に同行することを決めたのでしょうか？

その理由は、**「返報性の法則」**にあります。

人は他人から親切にされると、何かその人にお返しをしないと気が済まない感情に支配されます。これを**「好意の返報性」**と言います。

金銭・物品など物理的なものをもらうだけでなく、「ほめる」「好意を持つ」などのプラスの感情に対しても、それをお返ししたくなります。

キビ団子をもらった犬は、桃太郎のために何かをしてあげないといけない、親切をお返ししないといけない衝動にかられたわけです。

また、この「返報性の法則」は、「好意」だけでなく、「悪意」に関しても、成立します。つまり、あなたが人に悪意を持ったり、人を嫌ったりすれば、相手もあなたに対して悪意を返してきます。

心のなかで、「この人、嫌い！」と思いながらその人と接していると、それが非言語的に（言葉以外の要素で）相手に伝わってしまうのです。

相手が嫌いでも、黙っていればわからないだろう。表面上はにこやかに接していれば大丈夫だろう。残念ながらそんなにうまくはいきません。たとえ黙っていても、あなたが嫌う相手は、あなたに「嫌い」を返してくるのです。

「好意の返報性」と「悪意の返報性」がわかったら、相手に対して「好き」で接するべきか、「嫌い」で接するべきかは歴然とします。

「嫌い」の感情を抱いて人と接しても、百害あって一利なし、なのです。

好意の返報性――泥沼の人間関係を「1週間でリセットする法」

以前、私はある病院で認知症専門外来をやっていました。

この外来は、通称「もの忘れ外来」と呼ばれていて、「最近、もの忘れが進んできた」という方が来られるほか、認知症患者の介護をしている家族も相談に訪れます。

介護に抵抗したり、興奮したりする認知症の患者さんの介護は、想像を絶するほど苦しいものです。介護が今後何年続くかわからないという不安もあります。

あるとき、認知症のお舅さんを介護している女性から、相談を受けました。

いくら介護をしても、悪口や嫌味、悪態ばかり。黙って介護されていればなんとか頑張れるものの、精神的にも限界だと。

私は彼女に「あなたの、介護をしたくないという気持ちが、お舅さんに伝わっているのではないでしょうか？」と質問しました。彼女は無言になってしまいました。

もちろん、**介護でも「返報性の法則」は存在します**。

イヤイヤ介護していることは、介護される側にすべて筒抜けです。結果として、介護への抵抗、悪口や悪態、興奮や暴力など、「悪意の返報性」として返ってくるのです。

介護する人が心から明るい気持ちで介護していると、介護される側も明るい気持ちになって、気持ちよく介護を受けてくれるのです。

そこで、彼女に次のようにアドバイスしました。

「今までの恨みつらみはすべて忘れてください。いろいろ思うところは、あるでしょうが、1週間だけでいいので、『お舅さんとはじめて会った』と思い込み心のなかを空っぽにしてください。そして、心を込めて、献身的に、笑顔で介護してください」

彼女は最初「そんなことはできません！」と否定的な態度を示していました。

ですが、「**1週間で、必ず相手の態度は変わります**」と私が断言したのを聞いて、「それなら、なんとかやってみます」と言いました。

「好意」を投げれば好意が返ってくる

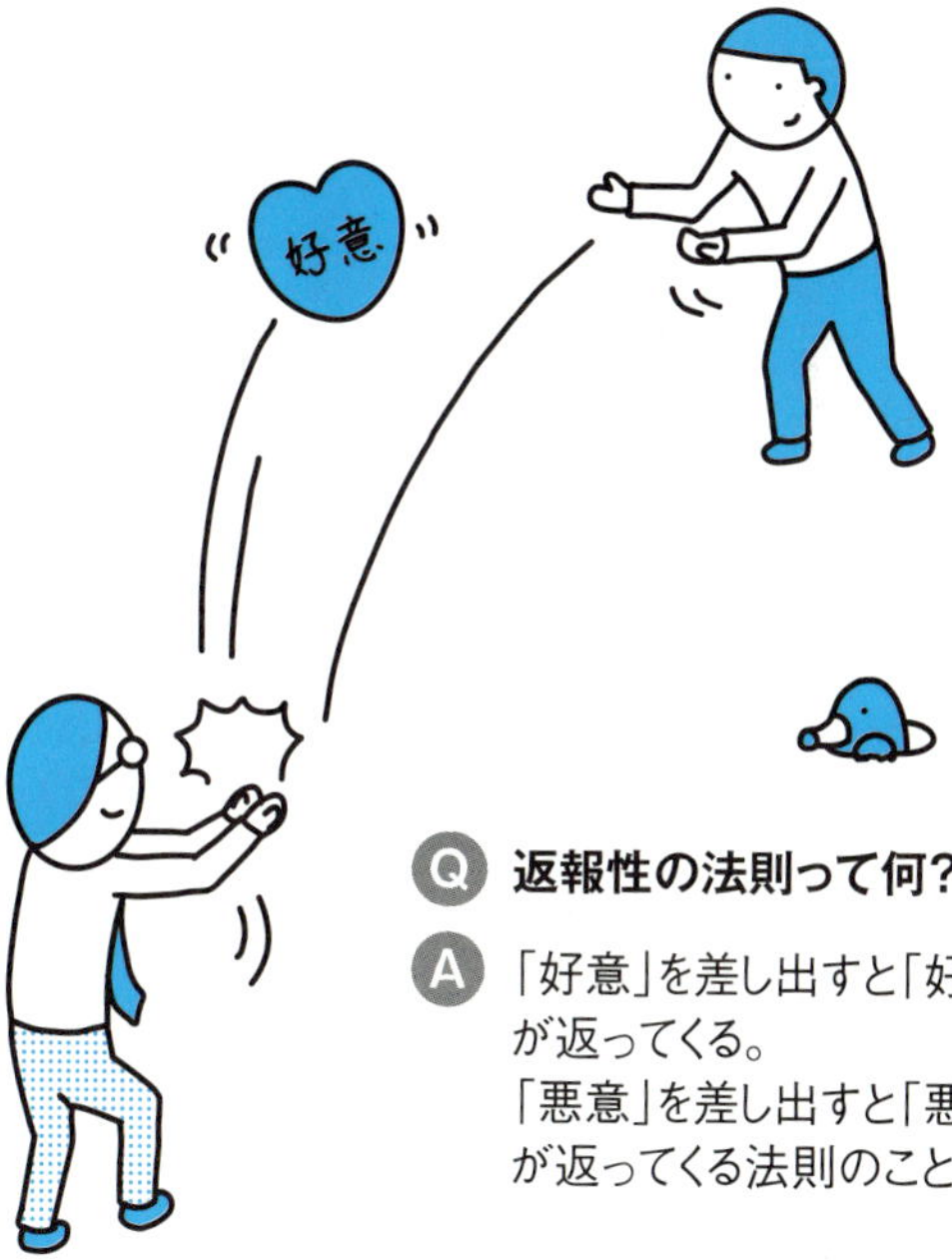

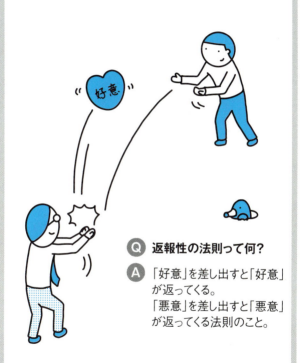

Q 返報性の法則って何?

A 「好意」を差し出すと「好意」が返ってくる。
「悪意」を差し出すと「悪意」が返ってくる法則のこと。

Point
人より先に「好意」を差し出すのがコツ!

1カ月後に彼女が来院しました。陰鬱な表情はどこにもなく、笑顔で言いました。

「おじいちゃんが変わりました！」

数年の介護の結果、悪口や悪態が日常的になり泥沼となった嫁舅関係。それが、「好意」を持って1週間接しただけで、お舅さんの態度は柔らかになり、悪口や悪態もなくなったのです。最後には「ありがとう」と感謝の言葉まで口にしたのだそうです。

「好意の返報性」は、非常に普遍的な心理法則です。認知症になって理解力の低下した方にも、すべての人に効果があるのです。重要なのは、最初に「悪意」を引き下げて、**「好意」を差し出すのは、自分でなければいけない**ということです。

言うのは簡単ですが、これがとても難しい。なぜならば、すでに泥沼の関係になっているということは、「悪意」と「悪意」のキャッチボールをしている「悪意の返報性」にすっぽりとはまった状態です。その状態で、いきなり「好意」を投げるのは、相当の勇気と思い切りが必要となります。

しかし、私の経験では、「好意の返報性」のアドバイスをお伝えし、それをきちんと実行された方は、すべて成功しています。あなたも、泥沼になってしまった人間関係を「好意の返報性」によって、簡単に覆すことが可能なのです。

リセット 6

「好きという感情」の上手なアウトプット法

誰でも「好きな人＝よく会う人・よく話す人」

「やり方はわかったけれど、やっぱりすでに険悪な人間関係を修復するのは難しい」

ほとんどの人はそう思っているのではないでしょうか？

すでに何カ月、あるいは何年もの間にでき上がった、心の溝や険悪な人間関係は、ちょっと好意を差し出したくらいでは修復できそうにありません。

では、どうしたらよいのでしょうか？

一番簡単なのは、コミュニケーションの量を増やすことです。

長年犬猿の仲だった2人がじっくり話し合ったら、意外とよい人だったと気づき結婚した夫婦の話をしました。

「嫌い」は「回避」につながります。

扁桃体が「嫌い」のラベルを貼ると、「その人と会いたくない」「その人と話したくない」という感情を引き起こします。ですから、「嫌い」な人とは、コミュニケーション量が圧倒的に少なくなってしまいます。

結果として、相手に対する情報量、相手に対して知っていることは、極端に少なくなります。その人が意外な長所を持っていたとしても、それを知り得なければ、「好き」に転じるきっかけも得られません。

相手に対する情報を多く得ることができれば、知らなかった相手のよさに気づくことができ、相手に対する好意度はアップするかもしれません。

あるいは、相手に自分を知ってもらうことで、相手の好意度が上がることもあるでしょう。そのためにも、まず「**コミュニケーション量を増やす**」ことが、非常に大切なのです。

「あいさつ」「雑談」「聞く態度」で人生に差がつく！

コミュニケーションの量を増やす。その方法はそう難しくはありません。「あいさつする」「雑談する」「聞く」の3つをきちんとこなしてください。

1．笑顔であいさつする

「人に好感を持たれたければ、誰に対してもあいさつすることだ。あいさつほど、簡単でたやすいコミュニケーション方法はない」
（実業家・作家　デール・カーネギー）

あいさつは、コミュニケーションの入口なのです。あいさつすら交わせない人と親しくなるのは、無理というものでしょう。

コミュニケーションは、まずあいさつから。あいさつとは、心理学的に言えば、**「私**

はあなたに対して心を開いていますよ」というサインです。ですから、あいさつは人間関係の第一歩となります。

ある人と親しくなりたいのであれば、きちんとあいさつする。できれば、笑顔であいさつしたいですね。そうされて、嫌な気分になる人はいません。

笑顔であいさつする。それによってお互いが、コミュニケーションのスタートラインに立つことができます。

2．雑談する

あいさつが終わったら、次のステップです。自然な流れとしては、「雑談」が、コミュニケーションを簡単に深める方法として有効です。

雑談の重要なポイント、それは、「雑談」を通して、**相手との「共通点」を見つけ出す**ことです。人間、些細なことでも共通点があれば、親密度は高まります。

北海道出身です。世田谷区在住です。田園都市線沿線に住んでいます。カレーが好きです。映画が好きです。北海道日本ハムファイターズのファンです。○○大学出身ですなどなど……。どんな人とも、必ず共通点はあるもの。そこから、「共通の話題」

を引き出していけば、「それ、あるある」といった「共感」が生まれます。

お互いの共通点を大切にした雑談を日々、意識していくと、ギクシャクした人間関係も、徐々に氷解していくものです。

相手と自分の「好きなこと」「好きなもの」「共通点」について話す。

それだけで、人間関係が好転します。自分の「好きなこと」「好きなもの」について話すことは、「楽しい」からです。日常的な「楽しい」の積み重ねが、「嫌い」を「好き」に変える原動力となります。

3．聞く

「聞く耳を持たない」という言葉があります。

人間は、自分の嫌いな人に対して、「聞く耳を持たない」傾向があります。対面して話を聞いているつもりでも、右から左に抜けてしまうようなことが起きるのです。それでは、コミュニケーションをとっているつもりでも、薄いものです。

大切なのは「聞く姿勢」です。

しっかりと「聞く」ことで、同じ会話からも、相手に関してより多くの情報が得られるようになります。

また、人間は自分の話をしっかり聞いてくれる相手に好意を抱きます。話を聞いてもらうと、自分が受けとめられた、自分が承認されたという、**「承認欲求」が非常に満たされる**からです。

その反対が、「話をないがしろにされた」状況です。一生懸命話しているのに、相手がそれをきちんと受けとめてくれないと、強いマイナスの感情を抱くのです。「聞く」ことをきちんと実行する。それだけで、人間関係はかなり改善されます。

多くの場合、人間関係がうまくいっていない人ほど、「なんとかしなければいけない」という焦りから、「話す」ほうに力点を置いてしまいがちです。私がおすすめするのは、**「話す」と「聞く」の割合を2対8くらいにする**ことです。

つまり、会話では相手が大部分を話し、自分は相槌を打ち、時々コメントをはさむような状態。そういう聞き方ができれば、相手との関係性を簡単に深めることができます。これは、カウンセリングで行なう聞き方でもあります。

2対8を強く意識してようやく、実際は3対7か、4対6くらいのちょうどよいバランスに落ち着きます。

5
章

毎日充実している人の「どんな悩みもサッと消す」法

「マイナス要素をゼロにする」感情リセット術

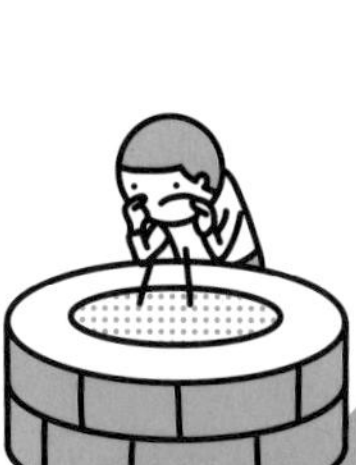

リセット 1

誰かに「相談する」

悩んでいる人は「1人で考えている人」

ここまで、さまざまな感情リセット術を紹介してきました。

どれだけマイナスの感情であっても、感情リセット術で一度ゼロにできる。それだけではなく、プラスの感情にすることさえできる。

これは、科学的に間違いのないことです。

しかし、どれだけいろいろな方法を試しても、消えない、消せない感情というのもあることでしょう。自分の力ではどうにもならない状況、原因を取り除けない場合もあると思います。

そんな場合は、どうすればいいのでしょうか？　もう方法はないのでしょうか？

いいえ、あります。とっておきの方法が6つもあるのです。

まず最も簡単な方法は、「**相談する**」ことです。

そう言うと反論する方もいらっしゃるのではないでしょうか？

「今話題にしているのは、原因が取り除けない、不可避な苦しさのはず。解決できないことを相談しても意味がないだろう」と。

深刻な悩みを抱えている人ほど、「どうせ相談しても解決しない」「相談しても意味がない」と、人に相談しないのです。

職場の人にも話さず、家族にも言わず、誰にも打ち明けず1人で悩み続ける。問題はどんどん深刻になり、「苦しさ」はさらに大きくなっていきます。事態は雪だるま式に悪化し、最悪の場合、自殺に至る人も……。

実は、自殺の前に誰かに相談している人の割合は、40％に過ぎません。60％の人が、誰にも相談せず1人で悩み、ある日突然、自殺に至るのです。死ぬか、生きるか、という深刻な問題ですら、60％の人は誰にも相談しないのです。

ある「いじめ」についての調査では、いじめられている小・中学生の40％は、いじめられても誰にも相談せず我慢する、という結果が出ています。

深刻だから相談できない。相談できないから深刻化する。**相談できないことが、「苦しい」をさらに大きくする原因**になっています。

精神科医だから言える「リセットできない悩みはない」

相談には、2つの目的があります。

1つは、「**問題解決**」のため。

つまり、「助言」や「アドバイス」がほしいので相談する、というパターン。

もう1つは、**自分の悩みを理解してほしい**から。

アドバイスよりも「共感」がほしい、というパターンです。

以前、こんな患者さんが来ました。

「借金が返せない。ああ、大変だ、もうダメだ！」

借金がふくらんでしまい、どうしようもない状態に陥ってしまった。借金の取り立て屋が何度も来るし、もうどうにもならない。死ぬしかない。

そんな切羽詰まった状態で、精神的に極度の不安状態を呈していました。まったく落ち着きがなく、診察のイスに5分座っているのも難しい状態だったのです。

なんとか30分ほど話を聞いたあとで、「自己破産というのは、どうなんでしょうか？」と尋ねました。彼は「自己破産なんてできるんですか？」と言います。

「自己破産」という言葉は聞いたことがあっても、自分にはどうせ当てはまるはずがないので、そんな可能性すら考えてみたこともなかったそうです。

とりあえず不安状態に対しては抗不安薬を処方しました。とはいえ、お金の問題は専門家に相談したほうがよいので、「市役所がやっている借金の無料相談に行ってみてはどうでしょうか？」とアドバイスしました。

1週間後、彼が満面の笑顔で現れました。

前回の診察のあと、すぐに市役所で相談したそうです。すると、自己破産の適用が可能とされ、今後、自己破産に向けて、法的な手続きを進めていくことになったのだとか。前回見られたような不安感はまったくなく、朗らかな表情だったのが印象に残っています。

借金を背負い、死ぬしかない、という切羽詰まった状態。彼にとっては、間違いなく「変えられない苦しさ」でした。しかし、それも第三者から見れば、「自己破産」という、基本的な方法で、簡単に解決できる状態だったわけです。

何度もお伝えしてきたように、「苦しい」状態では、視野狭窄に陥っています。

ですから、自分は「変えられない苦しさ」「リセットできないつらさ」と感じても、第三者から見れば、そうでないことも非常に多いのです。変えられない、解決できない苦しさが、**専門家に相談するだけで簡単に解決した**、というのはよくある話です。

1人で悩まず、誰かに相談しましょう。

あなたの友人でもいいし、家族でもいい。あるいは、その問題の専門家に相談するのもいいでしょう。市役所や区役所にはさまざまな無料相談の窓口がありますし、保健所では無料の健康相談もやっています。

1人で悩み続けても、いつまでも「苦しい」状態が続くだけです。

「悩みの原因」は消せなくても、「悩み」は消せる

どんな悩みも誰かに相談することで、意外な解決策が見つかることは多々あります。

その一方で、本当に変えられない苦しさ――原因が取り除けない、絶対に解決できない苦しさもあります。

たとえば、末期がんと宣告された。会社が倒産してしまった、息子が交通事故で急死してしまった……などなど。

しかし、そんな場合でも、相談することは意味があります。

なぜなら、**「相談する」だけで気分はスッキリし、感情がリセットされる**からです。「苦しい」気持ちが「楽しい」とまでは言わずとも、「楽」に変わります。

私の経験から言って、初診（はじめて診察する）の患者さんは、カウンセリングの前とあとでは、明らかに表情が変わります。最初は、思い詰めたような、困窮したような、陰鬱な表情で診察室に入ってきます。

30分、あるいは60分ほど話を聞く。ただそれだけで、診察室から出ていくときは、緊張がゆるやかになり、安堵の表情に変わっています。時に笑顔を見せる方もいるくらいです。これがカウンセリングの効果です。

私から大した話はしません。カウンセリングでは、話を「聴く」ことに集中します。専門用語では「**傾聴**《けいちょう》」といいます。

話しやすい雰囲気づくりは意識しますが、あとはタイミングよく相槌を打つか、合いの手を入れるくらい。

患者さんは話したいことを話し、スッキリするのです。

あなたの友人や知人などに相談した場合も同じです。

阪神淡路大震災では、相手がプロのカウンセラーではない、ボランティアであっても、話を聞いてもらった被災者のグループでは、ＰＴＳＤ（外傷後ストレス障害）の発症率の低下が認められたというデータがあります。

心のなかにため込んでいることを言葉にして吐き出すだけで、問題が解決されないとしても、気分は確実に楽になります。

つらい、苦しい、悲しい、どうしようもない、死にたい。そんなネガティブな感情でさえもリセットされるのです。「相談しても意味がない」というのは大きな間違いだと知っておきましょう。

人生から「苦しい」を限りなくゼロにする法

1人で抱え込むと「苦しい」は増す

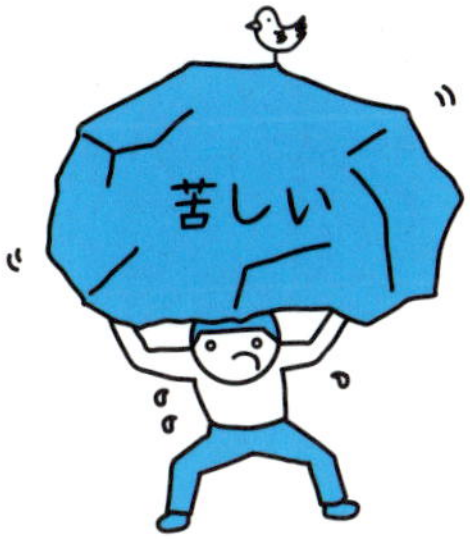
苦しい

誰かに相談すると「苦しい」は減る

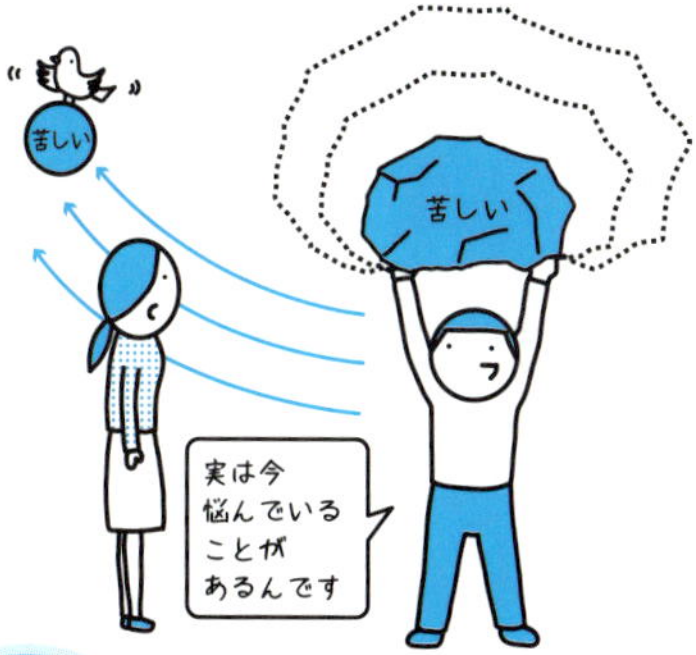
苦しい
苦しい
実は今
悩んでいる
ことが
あるんです

Point

話を「聞いてもらう」だけで
気分がスッキリする!

リセット 2

ポジティブに「書く」

感情をアウトプットする効果——「王様の耳」の心理学

イソップ童話に『王様の耳はロバの耳』という有名な話があります。

王様はロバの耳をしていますが、それをひた隠しにしています。しかし、いつも髪を切っている床屋だけは、その秘密を知っていました。もちろん、その秘密は厳しく口止めされていました。

しかし、床屋はその秘密を人に話したくてしょうがありません。ついに井戸の奥に向かって「王様の耳は、ロバの耳！」と大声で叫んでしまいます。その声があらゆる井戸を伝わって、井戸という井戸から「王様の耳は、ロバの耳！」と反響し、国中に秘密が知れわたってしまいます。

いろいろな解釈ができる話ですが、私は心理学的に見て、床屋が「井戸」に向かって叫んだ点がおもしろいと思います。

「人」に対して、話したわけではない、誰も聞いてくれないのを承知の上で、「井戸」に向かって叫んだ。それだけで、床屋の気持ちはスッキリしたということ。

誰にも話してはいけない。誰にも話せないというストレスが、井戸に叫んだだけで発散されたのです。

これは、**「表現による癒し」**です。

誰も聞いてくれなくても、声に出して表現するだけで、「誰にも言えない」という気持ちが解消される、癒される。**表現するだけで、感情はリセットされる**のです。

ツイッターのアウトプット効果――「つぶやく」だけでスッキリ！

さて、イソップ童話で床屋は井戸に向かって「王様の耳は、ロバの耳！」と叫びましたが、その声は、井戸を伝って、国中に広がってしまいます。

これって、**ツイッターと同じ**じゃないか、と思いませんか？

自分の思いや、考えを140字以内の短い文章で表現し、つぶやくことができるSNSであるツイッター。

この**ツイッターには、癒しの効果があります**。自分の思いをツイッターに書くだけで「スッキリする」のです。

ツイッターを使っている方はわかると思いますが、ただ「つぶやいた」だけでも、そのつぶやきを見た人からの反応があります。

ツイッターは、相手がいないようで実はいるわけです。読んでいないようで、誰かが読んでいる。

こうした状態は、「井戸」や「海」に向かって叫ぶよりも、「人に読んで（聞いて）もらっているかもしれない」という期待感から、**何倍も「癒し」の効果を増幅する**と考えられます。

「痛い」と言うだけで「痛み」がリセットされる

多くの子どもは注射を打たれるときに、「痛い、痛い」と大きな声を出して騒ぎます。

このように「痛い」と表現することには、非常に大きな意味があります。

ある心理実験が行なわれました。

Aグループは、「痛い、痛い」と言いながら注射を打たれます。Bグループは、注射されるとき何も言わずにジッと我慢してもらいます。それぞれの注射が終わったあと、痛みを数値で評価してもらいました。

すると、Aグループは、痛みを我慢したBグループと比べて、痛みが5分の1にも緩和されたのです。ただ、「痛い」と表現するだけで、「痛み」のストレスが和らいだことになります。

このように、今の気持ちや感情を言葉に出すだけで、「苦しい」気持ちは、簡単に緩和されます。

こんな実験もあります。

2つのケージに入れた2匹のマウスに軽い電気ショックを与え、片方のマウスのケージには、噛んで怒りを発散できるように、木の破片を与えました。もう一方のマウスには何も与えません。

その後、同じ回数の電気ショックを与えたところ、どちらのマウスが大きなストレスを受けたでしょうか？

何も与えていないマウスのほうが、怒りを発散できる木の破片を与えていたマウスよりも、先に弱ってしまいました。**怒りを表現するだけでも、ストレスは軽減するの**です。

どんなストレスも激減する「20分の筆記エクササイズ」

変えられない「苦しい」の一例として、末期がん患者の苦しみが挙げられます。

どんな治療を受けても治ることのない末期がん。日々悪化し、徐々に忍び寄る死の恐怖。その不安と苦しさは、どうやっても取り除くことは難しいように思えます。

「アウトプット」すればストレスは消える

ストレスを感じたら、とにかく「表現」するがコツ！

1 口に出してみる

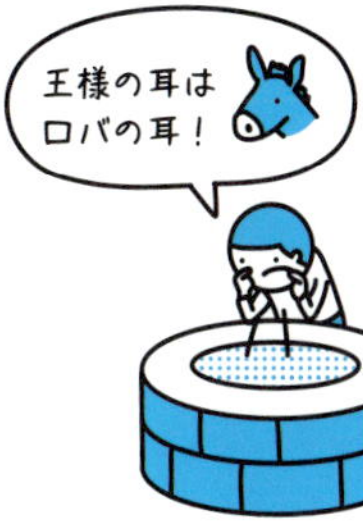
王様の耳は
ロバの耳！

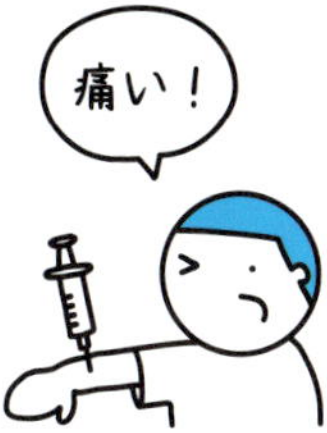
痛い！

2 書いてみる

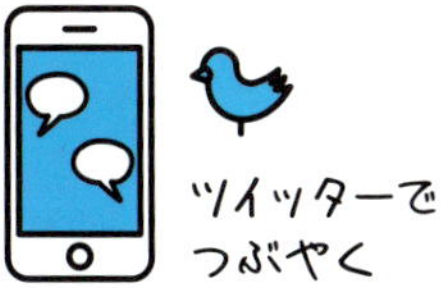
ツイッターで
つぶやく

日記を
書く

Point

「話す」「書く」でストレスをリセット！

しかし、そんな「苦しい」も、表現によって緩和することができるのです。

臨床医のナンシー・モーガンが、ワシントンのがん医療センターで末期がんの患者に対して**筆記エクササイズ**を行なったところ、非常に大きな成果が得られました。

筆記エクササイズとは、20分という決められた時間で、「がんが自分たちの何を変えるのか、そしてその変わったことに対して自分はどう思うのか」を記述する簡単なものです。

筆記エクササイズ参加者の49%が「病気に対する考え方が変わった」と答え、38%が「今の状態についての気持ちが変わった」と答えました。

特に、若い患者、そして最近がんと診断された患者に、気持ちを楽にする高い効果が認められました。

末期がんの患者が抱えるストレスは、想像を絶するものですが、そんな大きなストレスも、**たった20分の「表現」をしただけで軽減できた**のです。

書くだけで癒される「日記の感情リセット術」

自分の行動や思ったことを文章で表現する。

ツイッターもそうですが、「**日記**」も簡単にできる自己表現の1つです。

昔「ミクシィに日記を書く」のが流行りました。今もSNSやブログに、今日あった出来事を日記のように投稿している人は多いと思います。

なぜ、日記がこんなにも広まっているのか。それは、「書くこと」が楽しいから。

そして、日記を書くことに「癒し」の効果があるから、ではないでしょうか？

今日の出来事や、思ったこと、感じたことを1日の終わりに書きとめる日記。実際に書いたことがある人はわかると思いますが、日記を書くと、心のなかにある何かを吐き出したような、心がスッキリするのを感じます。

日記の癒し効果。精神医学の心理療法の1つ「日記療法」が、それを証明します。

日記療法は、不安障害、うつ病やアルコール依存症、薬物依存症の治療によく用いられるものです。

患者さんがその日の出来事と、それに対してどう感じたか、そして何を考えたかを日記にまとめます。それを主治医に提出し、主治医はコメントを書いて返却します。患者さんと主治医との交換日記のようなものです。

患者さんは、**自分の行動や気持ちを書き綴ることで、自分自身を見つめます**。主治医は、日記に書かれる誤った考え方、行動などを面談のときに指摘し、さらに自己洞察、内省を深めてもらいます。日記療法は、自己洞察に非常に有益な治療法と考えられています。

悩みは「書く」とリセットされる?

映画『17歳のカルテ』（1999年）にも、日記療法が登場します。

境界型パーソナリティ障害のスザンナ（ウィノナ・ライダー）は、精神病院に入れられます。本人はまったく病気の意識がなく、治療する意欲もありません。しかし、どうにもならない自己破壊衝動と苛立ちに苦しみ、問題行動を次々と引き起こしてしまいます。

ある日、男性職員と性的関係を持ってしまうスザンナ。それを知った看護師のヴァレリー（ウーピー・ゴールドバーグ）は、スザンナを冷水風呂に投げ込みます。激怒したスザンナは、「あんたが医者のふり？　カルテも投薬も。調子に乗らないでよ。たかが看護師でしょ！」と怒鳴り散らします。

それに対してヴァレリーは言います。「あなたは何なの？」

まったく反論できないスザンナ。自分のひどさに直面したスザンナに、返す言葉はありませんでした。ヴァレリーは、スザンナに1冊のノートを渡します。それに日記をつけるように、と。ヴァレリーの「**自分自身をもっと見つめなさい**」というメッセージ、日記療法の始まりです。

スザンナには「小説家になりたい」という夢があり、元々文章が得意だったことも手伝って、積極的に日記療法に取り組んでいきます。常に日記を持ち歩き、時間があったら記録するほどに。そして、日記療法が進むと同時に、自己洞察も進み、自分が一体どんな人間なのかを、客観的に見られるようになっていくのです。

日記による癒し。その理由は、主に2つあります。

「表現」による癒し。そして、**「内省」による癒し**です。日記で、自分の思いを文章で表現する。当然、言葉で発するのと同等か、それ以上の「表現による癒し」効果が期待されます。

また、文章を書くとは、自分の内面と対話すること。自分の考えや気持ちを文章にすることで自己洞察、内省（自分の心の内側を省みる）が深まり、自分自身を客観的に見られるようになります。

深刻だった悩み事も、客観視することで、「大したことではなかった」と思えるようになります。視野狭窄に陥っていた自分に、自ら気づけるようになるのです。

3行ポジティブ日記――「たった3行」でなぜ「絶大な効果」？

「日記を書こう」とおすすめしても、書けない人、続けられない人がほとんどです。「忙しくて日記を書く暇がない」「三日坊主で終わってしまう」「文章が下手なので無理」などなど、たしかにきちんと日記を書くことは面倒で難しいかもしれません。

そこで私がおすすめするのは、3分でできる「**3行ポジティブ日記**」です。

1日の最後、寝る前に「今日あった楽しかったことを3つ書く」というワークです。ノート、手帳、日記帳など紙に書いてもいいし、ツイッターやフェイスブックなどSNSに投稿するのもよいでしょう。

たとえば、「今日の楽しかったこと」を次のようにまとめます。

① ランチで、最近オープンしたカレー屋に行った。期待以上においしかった
② 明日締め切りの書類を、今日のうちに完成できた!
③ 転属した高橋と居酒屋に行った。久しぶりに会えてよかった

それぞれ1行ずつ、合計3行で構いません。

じっくり考えて書いても3分はかかりません。慣れると1~2分でできます。

1つも思いつかない。せいぜい2つしかない。という場合も、何とか絞り出して必ず3つ書いてください。「青空が気持ちよかった」「定時に退社できた」「トラブルなく1日過ごせた」など、ほんの些細なことでもいいのです。

楽しいことが、たくさんある場合は、5個でも10個でも好きなだけ書いてください。

1つの内容を詳しく書きたい場合は、長文で書いてもOKです。続けることが一番重要なので、**最初は3行・3分で十分**です。

「3行ポジティブ日記」には、以下の効果があります。

①　ポジティブ思考が強化される

②　自己洞察能力、内省能力が高まる

③　表現による「癒し」の効果。ストレスが発散される

④　「楽しい」「幸せ」を発見する能力が高まる

⑤　人生が楽しく、毎日が幸せになる

たった3分でそんなに効果が得られるのかと疑う方もいるでしょう。

「3行ポジティブ日記」については、すでに私の著書や動画でも紹介していますが、数多くの方からメール、メッセージで喜びの声をいただいています。

「3行ポジティブ日記で毎日が楽しくなりました！」

「3行ポジティブ日記でネガティブ思考が治りました！」

「書くのが楽しく毎日10行以上書いています」

あなたもぜひ、実際に書いてみてください。必ず効果が出ます。**1週間で楽しくなり、1カ月で圧倒的な効果**を自覚できます。

ネガティブな出来事は「1回だけアウトプット」がコツ

「ネガティブなことを書いてはいけないのですか？」

「3行ポジティブ日記」の話をすると、必ずされる質問です。

仕事でミスをした、上司に怒られた、友だちと喧嘩をした……などなど、つらい出来事、苦しい出来事、ネガティブな出来事も必ず起きるでしょう。

私は「ネガティブな出来事」を話したり、書いたりすることに強く反対します。なぜならば、2週間で3回アウトプットする（話す、書く）と、記憶に強く残ってしまう――つまり、忘れられなくなるからです。

たとえば、彼氏に振られた話を、友だち1人ひとりに話して回ると、記憶が強化されて振られたときの悲しみが忘れられなくなるのです。

とはいえ、つらい出来事を誰にも言わずに我慢するのもストレスになります。なので、ネガティブな出来事は、1回だけアウトプットしてそれで終了してください。日記でいうならば、まず、今日あったつらい、苦しい、ネガティブな出来事を書きます。無理して3個書く必要はありません。なければ書かなくてよいのです。

どうしても長く書きたいときは、1行に制限することなく、きちんと長く書いて、すべて吐き出してください。

重要なのは、**「書いて忘れる」**こと。

それと同じ内容を、SNSで友だちに向けて書いたり、話したりするのは厳禁です。

ネガティブなことを書いたら、次に「楽しいこと3つ」を書いてください。

楽しい気分で1日を終わることが重要です。「楽しいこと」を先に書いて、最後に「ネガティブなこと」を書いて終わると、ネガティブ思考のトレーニングになりますのでご注意ください。

「表現する」「書く」ことは、ものすごい癒しのパワーがあり、人間の考え方や気持ちを変えてしまう力があります。その力を上手に使って、ネガティブ感情をリセットし、ポジティブ感情を引き出してください。

リセット 3

今まで以上に「仲間を大事にする」

「仲間がいる」——それだけで人は強くなる！

日本で最も人気のある漫画は何でしょうか？

——みなさんは何を思い浮かべましたか？

累計売上冊数からすると、世界累計4億部を超える『ONE PIECE』ということになるでしょう。

連載から20年を超え、広い世代から支持を集めています。麦わら帽をかぶった海賊ルフィとその仲間たちが繰り広げる大冒険です。

98ページでもご紹介しましたが『ONE PIECE』の、最も重要なテーマを一言で言うと……それは、ズバリ「仲間」！

「仲間」の大切さ、「仲間」への思いやり、「仲間」との助け合いが、繰り返し描かれています。

実は、**「仲間」を持つだけで「苦しい」は緩和されます。**

みなさんも日々の体験から、何となくそうだなとは感じていると思います。「仲間」の存在がストレス緩和に役立つ。これは多くの医学的データが出ていますので、いくつか紹介しておきましょう。

親しい仲間から離し、見知らぬ動物同士を一緒に入れて心理的ストレスを観察するものがあります。

若年のサルを新しい環境に1匹置いた場合は、大きなストレスがかかるのに対し、数匹を一緒に入れた場合は、ストレスの兆候はあまり見られません。

また、遊び仲間や身繕いの仲間が多いヒヒのコーチゾール（ストレスホルモン）の値が、仲間とのつながりの薄いヒヒのそれよりも低い（＝ストレスが少ない）というデータがあります。

心筋梗塞とうつ病を併発している患者のなかで、社会的な支援がない人は、ある人に比べて、心筋梗塞によって死ぬ確率が3～4倍も高いという研究結果も出ているのです。

仲間がいる。それだけで私たちは、「**心強さ**」を感じます。

米国コーネル大学の研究では、被験者に人前で暗算をさせたり、大勢の観客の前で話をさせてストレスの影響を調べたところ、観客のなかに応援してくれる友だちがいた被験者のストレス反応は、仲間の応援のない人に比べて穏やかでした。

ある学者が、試験中の女子大学生を調査した結果、友人の少ない女子学生の喫煙量は、友人の多い学生に比べ、平均で54％増加していました。一方飲酒量は、孤独な学生では平均に比べ20％増加したのに対し、友人と過ごす学生では、17・5％の減少が見られました。

これは、「友人」がストレスの緩和に役立っていることを示しています。

「仲間」が一緒にいる――。

「仲間」からの支援が得られる状態は、生物学的に見て、ストレスを軽減するのは間違いないのです。

私に「第三のコミュニティの友人」が多い理由

あなたの「親しい友人」を3人想像してください。

その3人がすべて職場の仲間、仕事関係の友人だった方は、注意が必要です。

会社をクビになったり、転職した人は思いあたることがあるはず。毎日のように飲みに行き、日々語らい、「親友」と思っていた職場の仲間たちから、会社をやめた途端に、電話もメールも来なくなるおそろしい経験を。あるいはメンタル疾患になった患者さんも、同様の経験をします。

あなたが本当に深い友情を職場の仲間と築いているのならば、それは素晴らしいことです。しかし、そういう友人に、上司との人間関係がうまくいっていないことや、会社をやめようと思っていることを相談できるでしょうか?

おそらく、躊躇《ちゆうちよ》するでしょう。ほかの人の耳に入ったら大変と思うと、**職場の友人だからこそ相談できない**ジレンマに陥るのです。

職場の交友関係は間違いなく重要です。ただ、あなたの友人が職場にしかいないと、何かあったときに相談することができないのです。

ですから会社、職場以外のコミュニティに、友人がどれだけいるかが重要です。

私は、「職場」や「学校」、あるいは「地域」でもないコミュニティを、**「第三のコミュニティ」**と呼んでいます。この「第三のコミュニティ」で知り合った友人がとても大切です。「趣味のサークル」や「習い事」などで知り合った友人。スポーツ同好会のチームメイト、居酒屋やバーでたまに会う飲み仲間、あるいは、インターネットのコミュニティやオフ会で知り合ったネット仲間などです。

私の場合、20年以上交友が続いている親友は、大学の同級生が1人。あとは、趣味のサークルで知り合った仲間など、「第三のコミュニティ」の友人ばかりです。

第三のコミュニティで知り合った友人は、**気兼ねせずに話ができる**のが大きなメリットです。相手の仕事や会社を知らない場合も多く、インターネットで知り合った関係であれば、ハンドルネームで呼び合うので、相手の本名を知らない場合すらあります。それらの人間関係が薄いものかというと、決してそんなことはありません。

仮に会社のことを話しても、会社の上司にその内容が伝わることは絶対にないので、かえって気さくに、いろいろなことを相談できる、ということもあります。

友人や仲間は、バラエティに富んでいたほうがいいのです。「会社だけ」とか「大学の同級生だけ」といった偏った交友関係では、自由度が失われてしまいます。

今はフェイスブックやツイッターなどのSNSを使えば、**趣味、興味、出身地など共通点のある人**と簡単に出会うことができます。SNSを活用して、仕事と一切関係ない友人をつくるのはとてもよいことだと思います。

「人とのつながりを意識する」効能

「苦しい」状況に陥ると、「誰とも会いたくない」「1人でいたい」という気持ちが強まります。

人と会うには、意外とエネルギーが必要です。「苦しい」状況に陥ると、そのエネルギーも乏しくなり、人と会いたくなくなってしまうのです。

人と会いたくないときに、無理に会う必要はありません。相手に変な気を遣ってしまい、余計に疲れることもあるでしょう。しかし、「人と会いたくない」状態が長引いてしまうのは、好ましいことではありません。

第三のコミュニティの「友人」をつくろう

趣味のサークルやSNSで友人を探す

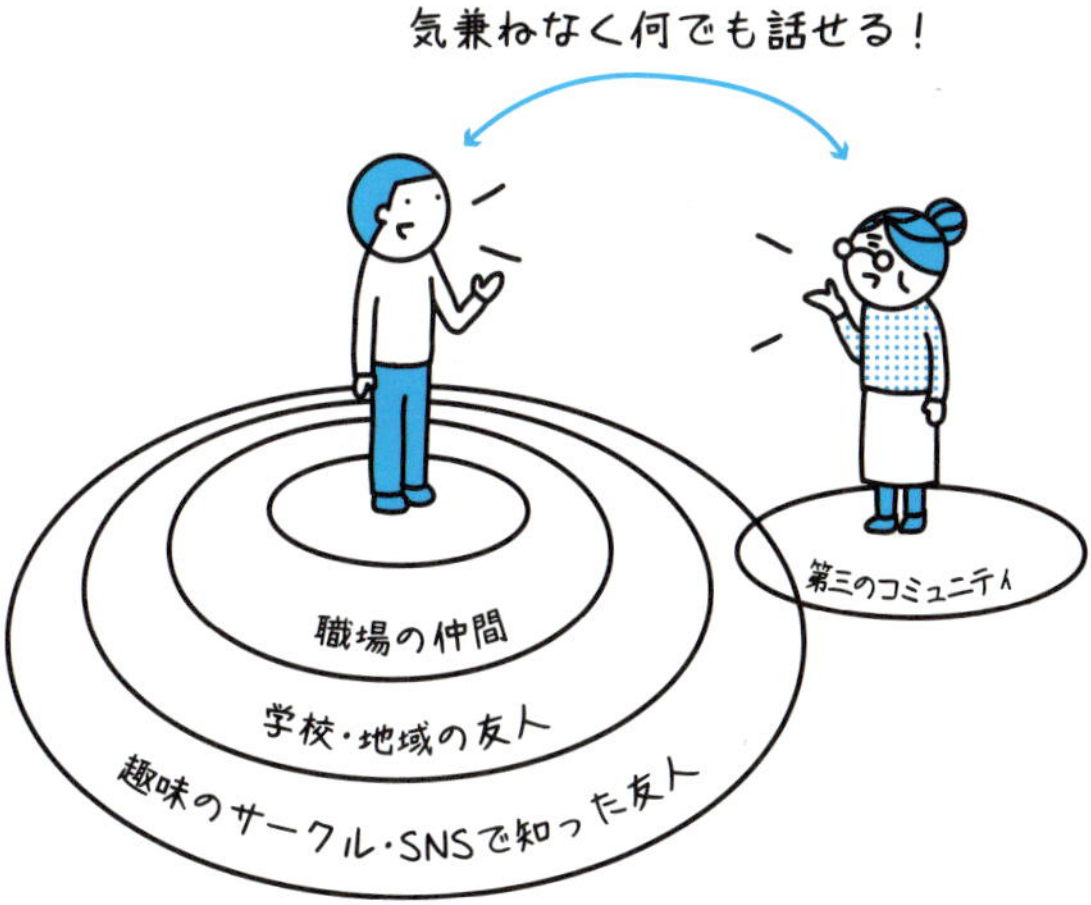

Point

「仕事・学校」と関係ない友人を1人はつくる

いつの間にか「孤独」の状態に陥ってしまい、「苦しさ」を1人で背負い込んでしまうことになるからです。本来なら「話す」「相談する」ことによって解消できる「苦しさ」が、処理不能なレベルまで大きくなってしまうかもしれません。

孤独、そして孤立は「苦しい」の増強因子です。この状態に陥ると、本来の「苦しさ」が何倍にも大きくなってきます。ですから、人と会いたくない「苦しい」状態でも、人とのつながりを意識する。友だちや仲間に弱音を吐く、話を聞いてもらう。そんな時間を大切にしてほしいと思います。

細田守《ほそだまもる》監督の大ヒット映画『サマーウォーズ』(2009年)。絶体絶命のピンチに陥った一家を、亡くなったおばあさんの残した手紙が救います。その手紙には、こう書かれていました。

「一番いけないのは、お腹が空いていることと、1人でいることだから」

助け合う、みんなで力を合わせることが、『サマーウォーズ』の重要なテーマでした。

「苦しい」ときほど孤独になりがち。しかし、それこそが事態を悪化させる原因です。仲間、友人、家族などに、相談する。仲間がいるだけで、あなたの孤独、不安、恐怖といったネガティブな感情はリセットされ、前向きに進む勇気が得られます。

リセット 4

「笑う・泣く」日をつくる

「笑う」が先。「楽しい」はその後

「楽しいから笑うのではない。笑うから楽しいのだ」

（心理学者・ウィリアム・ジェームズ）


人間、「苦しい」ときは「苦しい表情」になります。

そこを、あえて「笑顔」にしてみましょう。

不思議と明るい気分になってきます。これは気のせいではありません。「行動」が先か、「感情」が先か。心理学の実験で、**「感情」よりも「行動」が先に生じている**ことがわかっています。

脳は「楽しい」から「笑顔」をつくろうとするわけではありません。**「笑顔」になったあとに、「楽しい」という感情が生じます**。神経活動はそのような順番になっているのです。

試しに、笑顔をつくりながら、「私は最低だ！」と叫んでみてください。非常に難しいはずです。言葉としては口に出せても、気分は「全然、最低じゃないじゃん」と明るい気持ちになっていることに気づくでしょう。

なぜ、笑顔をつくるだけで、感情がリセットされるのでしょうか？

それは、笑顔をつくるだけで、感情をリセットする3種類の脳内物質が分泌されるからです。

まず、癒しの脳内物質、セロトニン。セロトニンは表情筋（顔の表情をつくる筋肉）をコントロールをしています。逆も真なりで、「自然な笑顔」をつくるだけでセロトニンを活性化することができるのです。

2つ目が、幸福物質のドーパミン。ドーパミンが分泌されると、楽しい、幸せな気持ちになります。

3つ目が、脳内麻薬エンドルフィン。エンドルフィンが分泌されると、感謝、感動など幸福感が最高レベルに増幅されます。

さらに、笑顔はストレスホルモンの働きを低下させ、血圧や血糖値も下げます。副交感神経を優位にして**リラックスをもたらす**のです。笑顔は、脳科学的にも高い感情リセット効果があることが証明されているのです。

笑顔は「たった10秒」であなたの感情をリセットできる

本書では、数多くの感情リセット術を紹介していますが、それらのなかでも、「最短」「最速」で効果を発揮する感情リセット術が「笑顔」です。

カリフォルニア大学が行なった研究をご紹介しましょう。

被験者にある表情をつくってもらったときの、心拍数、体温、肌の電気信号、筋肉の緊張などを、「ウソ発見器」のような機械で測定し記録します。「笑顔」「恐怖」「怒り」の3つの表情をしてもらいます。次に、顔の変化はつくらず、心の中でそれらの感情を思い出してもらいます。

その実験の結果、笑顔をつくると、わずか10秒で、安心しているときと同様の身体的変化が出ました。安心したときの変化とは、心拍数が低下し、筋肉も弛緩した、リラックスした状態になったのです。つまり、「笑顔」の表情をつくるだけで、副交感神経（リラックスの神経）のスイッチが入り、感情がリセットできたのです。

体験の回想、想起でも同様の変化が観察されましたが、効果が出るまでに「30秒」かかりました。表情の場合は、たったの「10秒」だったのに。

「笑顔」は、たった10秒であなたの感情をリセットする。

これほど簡単で効果が早く、そして効果の高い感情リセット術はほかにありません。最強の感情リセット術が、「笑顔」なのです。

とはいえ、「苦しい」「不安」「緊張」のネガティブな感情に支配された状態で笑顔をつくることは簡単ではありません。そのため、普段から「笑顔トレーニング」をしておくことが重要です。

私は朝起きて髭をそるとき、鏡の前で笑顔トレーニングをします。鏡を見るたびに笑顔をつくるようすれば、1日に3、4回は笑顔トレーニングができます。

泣くメリット――涙が「心の痛み」を流してくれる

「泣くことを忘れるな。
涙は心の痛みを流し去ってくれるのだから」
（ネイティブアメリカン・ホピ族の格言）

「笑う」の反対は、「泣く」です。**「泣く」ことでも、感情のリセットが可能**です。

東日本大震災で避難所生活を送る被災者へのメンタル面でのアドバイスとして、「本当に悲しいときは、あまり我慢せずに、泣いたほうがいい」というものがありました。

感情を押し殺す。自分の感情を押しとどめようとすることで、PTSD（心的外傷後ストレス障害）になる率は高まるとされています。

真面目な日本人は「こんな大変なときだから、泣いてなんかいられない」「みんな頑張っているのに、泣くことは不謹慎だ」と、「悲しい」気持ち、「苦しい」思いを押し殺し、封じ込めようとしますが、そうするほどにストレスはたまっていくのです。

「泣く」のは、日本人的には「恥」とか、「恥ずかしい行為」とされるかもしれません。ですが、本当に泣きたいときは、涙を流して泣いていいのです。

いつ、どこで泣くか、といったことをわきまえる必要はありますが、時には弱音を吐く、涙を流すことは、感情リセットに役立ちます。

東邦大学名誉教授の有田秀穂《ありたひでほ》氏の研究で、涙を流して「泣く」ことによって、**セロトニンが活性化する**ことがわかりました。

また、副交感神経（リラックスの神経）が優位となり、ストレス発散の効果が、生理学的に確認されました。

逆に、泣きたいときに涙を我慢すると、アドレナリンが高い状態が続きます。アドレナリンが高いのは交感神経（緊張の神経）が優位の、ストレスがかかった状態です。涙を流して泣くとストレスが発散され、泣くのを我慢するとストレスがたまるのです。

映画を観終わったあと、「やばい、もう少しで泣きそうだった」と言っている人を見かけます。

感動的な映画で、泣きそうになったとき涙を我慢するのは、ストレスをためることになります。わざわざお金を払って見る映画でストレスをためてしまっては、本末転倒です。

泣きたいときは、泣いていい。本当に悲しいときや、感動したときは、涙を流して泣きましょう。感情を表に出してみましょう。

「涙」は感情をリセットするためにあるのです。

「笑う・泣く」になぜ「映画」が最適なのか

笑ったり泣いたりするだけで、感情はリセットできる。

となれば、普段の生活のなかで、大いに笑ったり、大いに泣いたりすればいいわけです。ただ、そんなシチュエーションは、日常生活では、そう多くはないはずです。

ですから私は、簡単に笑ったり、泣いたりする方法として、**映画**をおすすめします。

もちろん**演劇**でも、**ミュージカル**でも、**小説**でも結構です。

映画のメリットとして、場面が非常にリアルで、誰でも感情移入がしやすいので感動しやすい。さらに、映画館でほかのお客さんが笑ったり、泣いたりしているなかであれば、自然な感情表出がしやすいからです。

暗いので人の目を気にすることもありません。それでも人の目が気になる人は、家でネット動画で見ることもできます。

実は、映画や演劇には、「癒し」の効果があります。

それを最初に指摘したのは、アリストテレスです。アリストテレスの著書『詩学』(岩波書店)のなかに、「**カタルシス**」という言葉が登場します。ギリシャ悲劇を見ることで、心のなかにたまっていた澱《おり》のような感情が解放され、気持ちが浄化される。この「魂の浄化」を彼は「カタルシス」と呼びました。

映画や演劇を見てスッキリすることが、カタルシスです。まさに、感情表出による癒しを指した的確な言葉です。

映画や演劇を見る。そして、カタルシスによって癒される。感情を簡単に浄化する方法として、ぜひ活用したいですね。

怒りは「相手でなく自分を傷つける」と肝に銘じる

笑ったり、泣いたりするだけが感情表現ではありません。

たとえば、「怒り」を感じるときは誰にでもあると思います。ムッとしたとき、イラッとしたときは、我慢せず怒ったほうがいいのでしょうか？

答えは、「ノー」です。

「怒り」は、3大ストレスホルモンの1つ、アドレナリンと直結した特別な感情で、「怒り」によってアドレナリンがドカーンと分泌されるのです。

つまり、**「怒る＝ストレスになる」**のです。怒れば怒るほど、ストレスは発散されているのではなく、たまってしまうのです。

先日、銀行に行ったら、「こんなことで待たせるなよ！」と、窓口の女性を怒鳴りつけている男性がいました。銀行員に何か不手際があったようですが、ほかの客にも聞こえるほど大声で怒鳴りつけることはないでしょう。

「怒り」とは相手を攻撃しているようで、実は自分を攻撃しているというのはご存じでしょうか？

アドレナリンには心臓血管の活動を活発にする作用がありますが、運動しているわけでもないのにアドレナリンだけが分泌されると、血管に負担をかけます。さらに交感神経が優位になり、コーチゾールといったストレスホルモンも分泌されます。

怒りっぽい人、イライラしやすい人は、そうでない人と比べて、**心筋梗塞のリスクが3倍以上も高くなる**というデータもあります。

怒れば怒るほど、自分の寿命を縮めることになるのです。ご注意ください。

「3回深呼吸」で怒りを消す

怒るとストレスになる。

怒ることは自分を傷つけること。

そうわかってはいても、誰でもカッとなることはあるでしょう。

わき上がる怒りをコントロールする簡単な方法、それは「深呼吸」です。

「怒り」の感情を突き動かされたとき、**深呼吸をゆっくりと3回**してください。

1回20秒、5秒で吸って15秒以上で吐くイメージです。そして深呼吸したあとに「バカヤロー!」と叫んでみてください。もう冷静になっているので、そんなことを叫びたいとも思わないはずです。

「怒り」の状態ではアドレナリンが分泌し、交感神経が優位になっていましたが、深呼吸によって副交感神経が優位になります。自律神経を介して「怒り」の感情を強制的に発散してくれる——。即効性のある感情リセット術が「深呼吸」なのです。

深呼吸の素晴らしいところは、どこでもできることです。仕事の最中、机に座っているとき、電車に乗っているときもできます。

場所と時間を選ばない副交感神経の活性法が深呼吸。怒りを取り除き、気分を落ち着かせる効果があります。

よく「深呼吸をしてみたが、怒りや緊張が収まらない」という話を聞きます。

その場合は、深呼吸の方法が間違っているのです。

呼気が短かったり、呼吸が浅かったりすると、逆効果になるのです。

正しい深呼吸を身に着けたい方は、拙著『いい緊張は能力を2倍にする』（文響社）をお読みください。深呼吸だけで15ページをさいて詳しく解説しています。

リセット 5

ときにはストレスを「受け入れる」

ストレスを「受け入れたほうがいい」場合

「あなたは末期がんに侵されています。あと半年の命です」

突然、このように宣告されたらどうしますか?

いろいろな人に聞いたところ、だいたい2つの反応に分かれます。

1つは、最先端のがん治療をしてくれる病院に行く。よい治療法がないかいろいろと調べる、西洋医学がダメなら、民間療法でも何でも、ありとあらゆる治療にチャレンジするなどして、徹底的にがんと闘うというもの。

もう1つは、「末期がんになってしまったのだからしょうがない」と病気を受け入れる。残りの人生を大切に、やりたいことをして生きようとするもの。

末期がん患者を対象に、がんと徹底して闘った場合と、がんと闘わずに受け入れた場合とで、どちらが長生きしたのかを調査した大規模な研究があります。

その結果は、意外なことに「がんと闘った患者さん」よりも、**「がんと闘わない患者さん」のほうが長生きしていた**のです。

「闘う」ことは、大きなストレスになりコーチゾールなどのストレスホルモンが分泌されます。コーチゾールは免疫抑制作用があり、がん免疫も低下させます。

また、がん細胞と闘う主力部隊、がん細胞の殺し屋とでも呼ぶべきNK（ナチュラルキラー）細胞を殺す働きもあるのです。

取り除ける原因に対しては、短期間に徹底的に闘って取り除いてしまう方法が有効です。しかし、取り除けない原因と徹底的に闘うと、ストレスはより増大します。「苦しい」が増強し、より苦しくなってしまうのです。

ですから、絶対に変えられないストレスに関しては、**「闘う」のではなく、「受け入れる」**のが、ある意味、究極の対処法と言えます。

どんなことでも、頑張ればなんとかなる。あきらめないで最後まで闘おう。

こんな精神論をとなえたくなるのが日本人ですが、それは場合によっては「苦しい」を増やすだけで、まったく逆効果であることは、覚えておいて損はないでしょう。

「上手にあきらめる」にはコツがある

「あきらめる」という言葉を辞書で引くと、「思い切る。仕方がないと断念したり、悪い状態を受け入れたりする」（『広辞苑』）とあります。

たしかに、「子どもの頃からの夢をあきらめる」のような、「できないからやめる」という意味の、ネガティブな言葉のイメージがあると思います。

しかし、「あきらめる」は元々仏教用語で、本来の意味は「明らめる＝明らかにする」です。「あきらめる」は、「できるかどうかを見極め、できないとわかったならやらない」という、**「ポジティブな選択をする」行為**なのです。

何事も「あきらめず」に「頑張る」ことを、私はおすすめしません。

できないことを頑張り続けるのは、ストレスをためるだけだからです。「苦しい」思いをしてまで頑張らないほうがいいこともたくさんあります。

「がんと闘うのをあきらめて、受け入れる」人のほうが長生きするのは、本来の仏教の教えに従っているからなのかもしれません。

精神科の患者さんにも、がん患者と同じことが言えます。

メンタル疾患のほとんどは、長期的な療養が必要です。最低でも数カ月、長くて数年単位の治療になりますが、患者さんはそれを待てません。

「まだ治りません！」

「どうやったら治るんですか？」

「早く治してください！」

このように、治らないことに強い苛立ちを感じる人も、少なくありません。

治療は順調なのに、本人は「100点」を治癒の目標イメージにしてしまっているために、「90点」では、まったく納得しません。

「0点」や「5点」からスタートしているわけですから、「90点」になっただけで、**客観的には「顕著な改善」**なはず。ところが、「苦しい」の視野狭窄によって、本人は「まだ100点じゃない」という引き算の発想をしてしまいます。

そういう患者さんは、そのうち来なくなる（ほかの病院に行ってしまう）か、「今の薬は効かない」と、せっかく効果が出ている薬をやめてしまいます。結果として、振り出しに戻る。「0点」や「5点」の状態に逆戻りしてしまう方もいます。

一方、通院を続けてよくなった患者さんは、だいたい同じことを言います。

「病気と一緒に生きていけばいいんですね」

病気と「闘う」のではなく、「受け入れる」姿勢へのチェンジです。

受け入れられるようになった人は、非常に強いです。長期的で客観的な「鳥の目」で見られるようになったということ。ですから、多少、症状が悪化したとしても、ジタバタしません。

大騒ぎせず、一喜一憂しませんから、病院にもきちんと通院し、改善していきます。

病気は人生のパートナーと考えられるようになると、**自分が病気であることのストレスは消失する**のです。病気と闘おうとすればするほど、「病気であることのストレス」が、大きくのしかかってくるという矛盾が起こります。

病気を受け入れ、「一生、病気と共に生きていこう」という覚悟は、そう簡単にできるものではありません。ですが、その覚悟ができるようになれば、病気を乗り越えた、と言えます。

これは、「病気」以外の避けがたい悩み事についても同じです。

変えられないことと闘うのが最大のストレスですから、闘えば闘うほど状況は悪化していきます。

しかし、その「悩み」や「問題」を受け入れた人は、うそのように「苦しい」感情がリセットされ、晴れやかな気持ちになるのです。

敵意こそ「最悪の敵」と考える

「受け入れる」とは、「闘うことをやめる」のと同じです。

「腹をくくる」「ジタバタしない」と言ってもいいでしょう。

「受け入れる」と正反対の状態が「敵対する」です。

「敵対心」は、あなたを苦しくします。**敵対心が強いと、ストレスホルモンであるアドレナリンとコーチゾールが分泌される**からです。

敵対心が強い、何事にも腹を立ててイライラする。ほかの人と自分を比較して、敵対心を燃やす。そうした人たちの25歳から50歳までの死亡率は、敵意を習慣的に持たない人と比べて4倍、ないしは5倍も高くなります。

敵意の強い人、よく他人を攻撃する人。

そういう人は、人に「苦しい」をぶつけているようで、実は自分自身を、より「苦しい」状況へと追い込んでいるのです。ご注意ください。

ストレスは「受け止めない」。「受け流す」

病気を受け入れよう。

あるいは、ストレスの原因を受け入れよう。

口で言うのは簡単ですが、そうすんなりできるものではありません。

そこで「ストレスを受け入れる」ではなく、「**ストレスを受け流す**」と考えてみては、どうでしょうか？

握りこぶしで、10キロの力で壁をドンと叩いてください。ものすごく痛いはずです。

10キロの力で押すと、そのまま10キロの力で押し返される。中学校の理科で習った「作用反作用の法則」です。

ほとんどの人は、10キロのストレスを踏みとどまって受け止めようとするので、そのまま10キロのストレスが自分にのしかかってくるのです。それが20キロ、30キロとなると、どうでしょう？　どこかで耐えられなくなります。

では、握りこぶしで、10キロの力でのれんをパンチしてください。あら不思議、まったく痛くないのです。20キロ、30キロ、全力でパンチしてもまったく痛くない。のれんがフワッと宙に舞うだけです。これを、私は「**のれんの法則**」と呼びます。

ほとんどの人は、ストレスに対して真剣に取り組み、何とかしようと必死になる。ストレスに本気で立ち向かうほど、ストレスの力はすべて自分に帰ってきます。

そこで自分の心を「のれん」にしてみましょう。

「まあ、そういうこともあるか」「まあ、なんとかなるでしょう」「しばらく、様子でも見ようか」的な対応です。ストレスを受け止めるのではなく、ストレスを受け流すのです。

「鉄筋コンクリートの建物」と「木造の建物」。

地震に強いのはどちらでしょう？

免震装置のない鉄筋コンクリートは、地震の衝撃をもろに受けてしまうので、頑丈そうに見えて意外に地震に弱いのです。木造の建物は、揺れは大きいですが、その揺れによって、地震の衝撃を受け流してしまう。これもまた、「のれんの法則」です。

「のれんの法則」は人間関係にもそのまま使えます。

ネガティブな人の話を長時間聞いていると、聞いている側の気分も落ち込んできます。そこで、自分がのれんになったつもりで、フワッとした感覚で話を聞くと、あーら不思議。余裕を持って、相手の話を聞くことができます。

私は、精神科の診療で患者さんの話を聞くときに、この方法を使っています。のれんのように話を受け止めると、話している方もフワッとやさしい感覚に包まれるので、癒されていくのです。

人と「対決」すると、作用反作用の法則で、ストレスをもろに受けます。

人をやわらかく「受け入れる」、のれんの法則で対応すると、ネガティブな感情をすべて受け流すことができます。

自分の心を「のれん」にしてみよう

ストレスやネガティブな感情は受け止めると大変

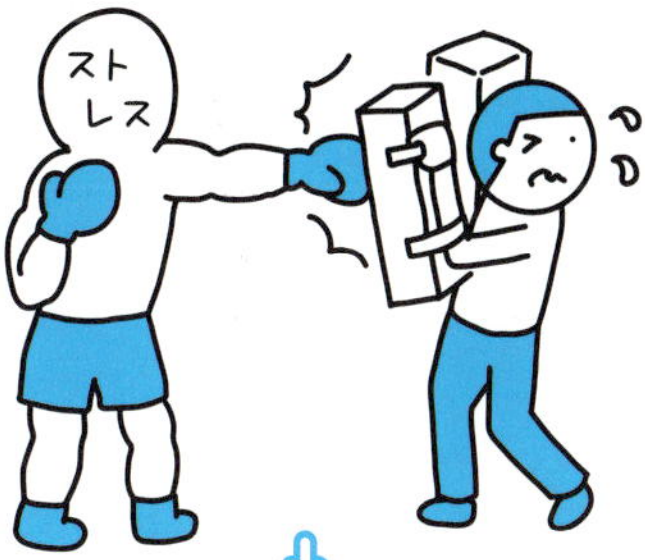

ストレスやネガティブな感情はのれんのように受け流す

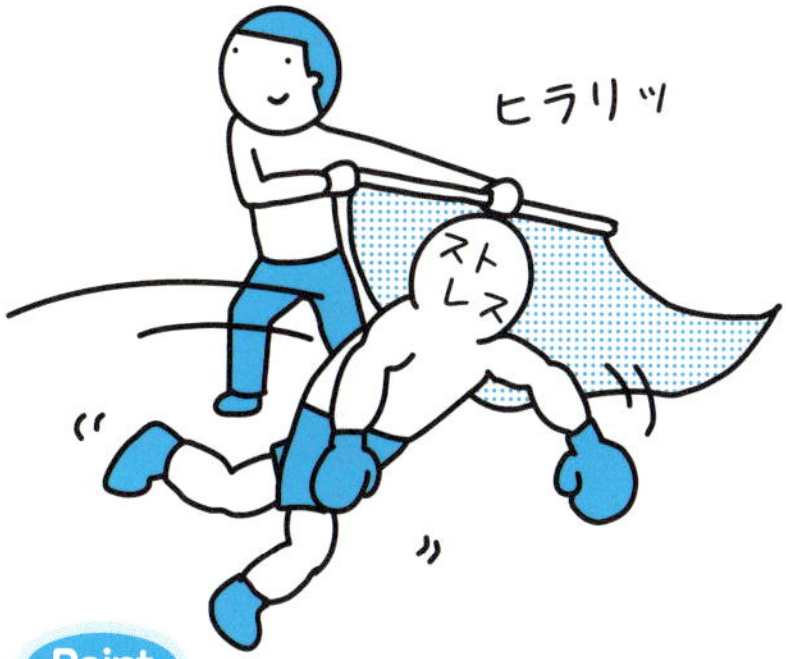

Point

「やわらかな心」が一番強い

リセット 6

ときにはストレスから「逃げる」

「逃げる」が「勝ち」――という心の戦略

中国の兵法書『兵法三十六計』。

兵法における戦術が6段階の36通りに分けて、まとめられているものです。そのなかの36番目、最後に書かれている究極の戦略は何か？

それが、**三十六計「逃げるに如《し》かず」**です。

ありとあらゆる計略を使っても勝ち目がない場合は、「逃げる」ことで態勢を立て直し、再戦を期する。有名な『孫子の兵法』にも、同じことが書かれています。

「逃げる」とは、決して「敗北」ではありません。「最終的に勝利する」ための過程にすぎないのです。

日本人は「逃げる」ことが苦手です。太平洋戦争で、強大な軍事力と物資力を誇るアメリカ軍を前に、「逃げる」のは潔くない、と南方に残された日本兵は「玉砕」を命じられました。逃げないで最後まで立ち向かうのが正しいとは限らないことは、この例を引くまでもなく、おわかりのはずです。

ここまで、感情をリセットする方法をいろいろお伝えしてきましたが、それでもどうにもならない場合は、**「逃げる」という戦略**に行き着きます。会社のストレスがどうしようもない場合は、「会社をやめる」ことが、「逃げる」ことです。

ストレスに押しつぶされて身体を壊したり、うつ病にかかるくらいなら、逃げてしまえばよいのです。身体や心の健康を失ってしまっては、ふつうに生活することすらままならなくなります。それは、「玉砕」と同じではないでしょうか？

「逃げる」瞬間、悩みがリセットされる

「やめる」と決意することと、実際に「やめる」との間には大きな隔たりがあります。

ここで言いたいのは、「すぐやめなさい」ではありません。まず**「やめる」という選択肢を考えてみよう**、ということです。実際にやめるかどうかは、次の話です。

「苦しい」状態にいる人は、「抜けないトンネル」感に支配されています。「苦しい」状況は永久に続くのではないか……という、不安と恐怖です。

あなたが今の仕事で、非常に苦しい思いをしていたとしても、辞表を出して会社をやめれば、その苦しみからは解放されます。主導権は、辞表を出す「あなた」自身にあるのです。

多くの人は、どんなに苦しくても、「会社をやめる」という選択肢を、考えないものです。仕事をやめると、ご飯が食べられなくなる。家族も養っていけない。だから、仕事は絶対にやめられない……と。

しかし、それでは後戻りすることも、離脱することもできない。

だから、**強烈な「抜けないトンネル」感**に支配されてしまいます。その思いが、今の苦しさを何倍にも増幅するのです。

ブラック企業に勤めていて、死ぬほどつらいのに仕事は絶対にやめられない。そんな限界状態が何年も続いているとするならば……、「自殺」を考えてもおかしくはありません。

そこで、「会社をやめる」という選択肢を、念頭に置いてみます。

「本当に苦しい、もうこれ以上無理だと思ったら、辞表を出そう！」と。

そう思った瞬間に、「苦しい」に終止符を打つことができると気づくのです。「抜けないトンネル」感は消失し、感情はリセットして、うそのように「楽」になります。

ところが、「こんな会社なんかいたくない！」「こんな会社、もうやめたい！」と苦しい気持ちでいっぱいの人は、今の会社の悪いところ探しをします。

給料が安い、残業手当も出ない、長時間勤務、課長の性格が悪い。自分がやりたい仕事ではなかったなどなど。

しかし、いったん会社を「やめよう」と思った瞬間に、見え方が正反対になります。会社をやめることで失うものが見えてくるのです。

「月収20万円は安いが、やめたら0円になってしまう」「上司は大嫌いだが、親身になってくれる同僚は何人もいた。彼らと別れるのは忍びない」「海外出張に行けたのはよかったな」「通勤しやすい場所で便利だった。次の会社では、そうはいかないだろう」「会社近くの定食屋がおいしかったな」……。

「やめる」と決めることで、「悪いところ探し」のビジョンから、**「よいところ探し」にビジョンが変化する**のです。

交際していた彼女（彼）から別れ話を突きつけられたとします。つきあっていたときは、いつも喧嘩ばかり。

ところが、実際に「別れる」話が現実化した瞬間に、うまくいっていた頃の思い出がよみがえったり、相手の長所が目に入ってきた経験はありませんか？　これも同じことです。

人間、対象との距離が近すぎると「短所」や「欠点」ばかりが目に入ります。**対象との距離が少し離れると、「長所」や「いいところ」が目に入る**ようになります。

つまり、少し距離を置くことで、状況を客観的に見られる「鳥の目」になるのです。

どうしようもなければ、やめればいい。逃げてもいい。

その最後の「切り札」を持っているだけで、気分はものすごく楽になります。

6
章

「感情のリセット力」を高める脳の習慣

「人生さらにうまくいく」感情リセット術

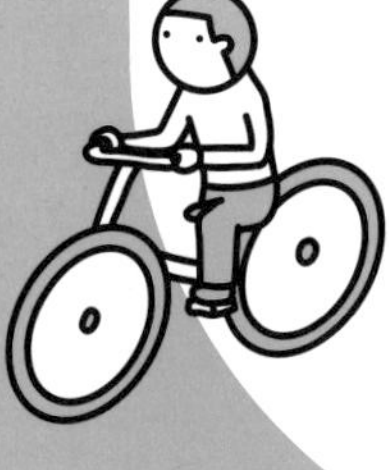

リセット 1

しっかり「睡眠をとる」

自然治癒力――「感情リセット術の効果」を高める法

私たちの身体には「**自然治癒力**」が備わっています。

多少のストレスがかかっても、自分の力で自然に回復できるようになっているのです。ただし、その自然治癒力を発揮するためには、最低限の条件があります。

「**睡眠**」「**運動**」「**休息**」の3つがきちんと取れていることです。

この条件さえ整えば、多少のストレスがかかっても、自然に回復し、心や身体を壊すことはありません。つまり、自然治癒力とは、心と身体をもとの状態に戻す「リセット力」と言い換えてもいいでしょう。

ただし、気をつけるべきことがあります。

仕事が忙しかったり、残業で帰宅時間が遅くなったりして、「休息」がとれない、「運動」する暇がない、「睡眠」時間が短くなる……。こうしたことで、自然治癒力を発揮できない状況に陥ることです。

たとえば、睡眠時間が4時間しかとれない。

こんな状況では、心と身体の疲れは回復しないので、この本に書かれた感情リセット術をどれだけ行なっても、十分な効果が得られないかもしれません。

「睡眠」「運動」「休息」は、体と心の疲れをとるだけではありません。感情をリセットするためにも重要な要素と知っておきましょう。

あなたがどれだけ忙しくても、「睡眠」「運動」「休息」は優先的に確保しなければならないものとして、肝に銘じていただきたいと思います。

あなたの「メンタル健康度」を瞬時にチェック！

「よく眠れていますか？」

この簡単な質問で、あなたのメンタルの健康度が瞬時にわかります。

「グッスリ眠れています」「毎朝スッキリと目覚めます」という方は、心配ありません。

一方、「なかなか眠れません」「眠りが浅くグッスリとはいきません」「時間的には眠っているのに、疲れがとれません」という方は、要注意です。

ほとんどのメンタル疾患で、その病気が進行、悪化すると「睡眠障害」が起こってきます。睡眠障害は、精神科で見られる、最も多い症状と言ってもいいでしょう。

逆に、**メンタル疾患が改善すると睡眠障害も改善していく**のです。

メンタル疾患の病状の悪化、改善の指標として、「睡眠」は、特に重要な意味を持ちます。

逆に、睡眠がしっかりとれていれば、「うつ病」にはなりません。睡眠はメンタル疾患の予防にもなるのです。

厚生労働省が20歳以上の男女約2万5000人を対象に行なった、うつと睡眠の関係に関する調査があります。睡眠時間ごとのうつ状態の割合を比較したところ、「7時間以上8時間未満」の人たちが、「うつ状態」の割合が最も低かったのです。

一方で5時間未満の人では47・9％、10時間以上の人では50・2％がうつ状態となり、睡眠不足、あるいは長時間の睡眠の人に、極めて高い確率でうつ状態が見られることがわかったのです。

「最近眠れなくなってきた」と思ったら、ストレスがかかり、心と身体のバランスが崩れ始めている徴候です。

睡眠不足は、「心の赤信号」——と言えるのです。

精神的な健康状態を示す指標でもあり、精神的な不調の「原因」であり、「結果」でもあります。

睡眠不足によってストレスは増加します。逆に、私たちの「苦しい」を減らす最も簡単な方法は十分な睡眠をとること、と言えるでしょう。

「過労死」とは、残業や休日出勤など、休む暇がないほど忙しく働いていた人が、ある日突然、心筋梗塞や脳卒中で亡くなることです。

過労死の原因は疲れがたまってと思われがちですが、そうではありません。

ある研究によると、過労死の原因となる心筋梗塞、脳卒中などの発生率は、仕事の量や大変さと相関するのではなく、「睡眠時間の短さ」と相関していたのです。

週40時間勤務で残業がない人の平均睡眠時間は7・3時間。一方、残業時間が1カ月に80時間、つまり1日あたり3・5時間残業をする人は、睡眠時間が平均6時間に減ります。さらに、残業時間が1カ月に100時間、つまり1日あたり4・5時間になると、睡眠時間は5時間しかなくなるそうです。

100万人以上を対象に行なわれた、睡眠時間と死亡率について調べた大規模調査によると、1日6・5～7・5時間の睡眠をとっている人が最も死亡率が低く、それより睡眠時間が短くても、長くても死亡率が高まることがわかりました。

また、毎日の睡眠時間が6時間未満の人は、6～8時間の睡眠をとっている人に比べて若くして亡くなっている人が12％も多いことが判明しました。

睡眠不足は、命を削るのです。人間の身体は睡眠中に、副交感神経が優位になって、全身の臓器や細胞が「修復」されます。この「修復」がないと、いろいろな病気になってしまいます。睡眠時間が十分にとれないと、睡眠中の「修復」が不十分となって、心血管系疾患のリスクが大きく高まるのです。

逆に言えば、かなりハードに仕事をしていても、睡眠さえきちんととれていれば、心も身体も健康でいられるということ。バリバリ仕事をするためには、「質の高い十分な時間の睡眠」が不可欠なのです。

ちなみに、睡眠時間が長い人の死亡率が高まるのは、「運動不足」が原因と考えられています。睡眠時間が長いと、横になっている時間が長くなり、日中の活動時間が減ります。

睡眠時間は短すぎても、長すぎてもよくないのです。

睡眠時間「1日7時間半〜8時間の人」が最強！

では適切な睡眠時間は何時間なのでしょうか？

日本人の平均睡眠時間は、7時間22分です（OECD【経済協力開発機構】の世界調査、2018年より）。これは、OECD加盟30カ国の中で最も短いのです。

先のうつ状態や死亡率と睡眠時間の関係を調べた研究の結果、あるいはそのほかの研究結果を考慮すると、7時間半〜8時間が、健康的な睡眠時間と考えられます。

私の過去の本や動画では、「睡眠は7時間以上必要。6時間を切ると著しい健康の害が出る」とお伝えしています。

また、睡眠は「量（睡眠時間）」だけではなく、「質（睡眠の深さ）」も重要です。

そこで、何時間眠ったかよりも、「**熟眠感**」のほうが、適切な睡眠がとれているかの目安になります。

「熟眠感」とは、朝起きたときに、「ああグッスリ眠った」「気持ちよく眠れた」という感覚。朝起きたときに、「疲れもとれたし、今日も1日頑張ろう！」と、清々しい気持ちで言える状態であれば、あまり睡眠時間を細かく気にしなくてもいいでしょう。

一方、8時間睡眠でも、「もっと寝ていたい」「仕事に行きたくない」という状態であれば、睡眠で疲労が回復していないことになります。睡眠の質、あるいは量（時間）に問題がある可能性が高いでしょう。

7時間以上眠っているか。そして、**グッスリ眠れているか**。「量」と「質」の両方が備わって、健康的な睡眠と言えます。

感情リセット力を高める「睡眠」7つの習慣

人がグッスリと眠り、疲れを回復するためには、「**メラトニン**」という脳内物質の分泌が不可欠です。

「いい睡眠」が「いい感情」をつくる

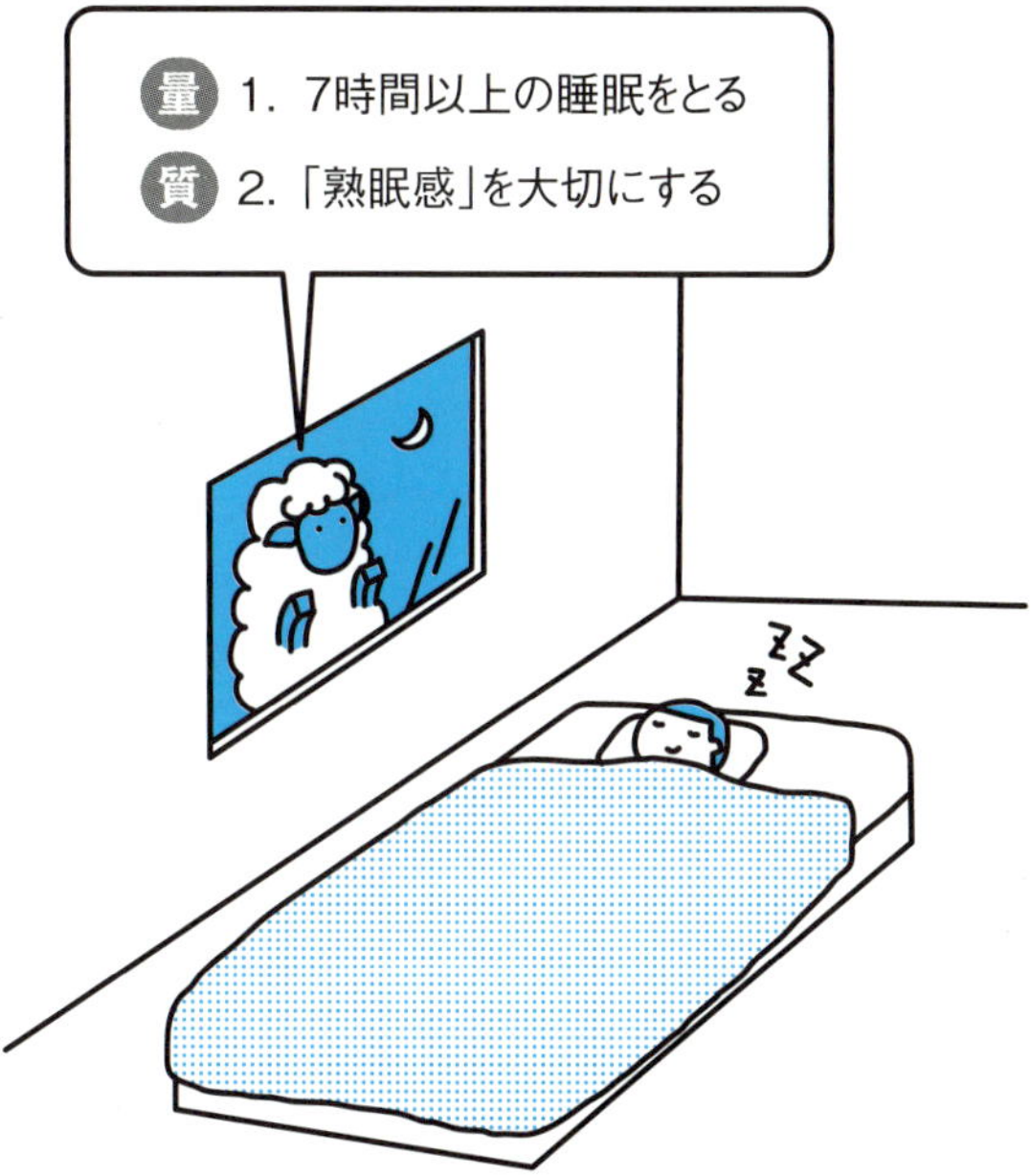

量 1. 7時間以上の睡眠をとる
質 2. 「熟眠感」を大切にする

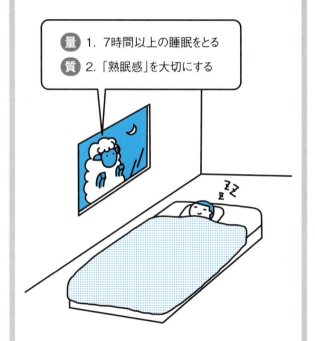

Point

感情リセットには「いい睡眠」が不可欠!

「睡眠物質」「眠りを誘うホルモン」とも呼ばれるメラトニンが分泌されると、眠気をもよおし、グッスリ眠ることができます。また、メラトニンは老化防止効果や抗腫瘍効果を持つ細胞修復物質でもありますから、メラトニンが分泌されて深い睡眠をとると病気になりません。健康のためにも不可欠なものです。

メラトニンの分泌を促進するためには、何をすればいいのでしょうか？

ここからは、「グッスリ眠る7つの習慣」について紹介します。

習慣1　部屋を真っ暗にして眠る

メラトニンは、光を嫌います。寝ている間に網膜から光が入ると、それだけでメラトニン分泌は抑制されてしまいます。ですから、寝室の豆電球は必ず消して寝てください。**できるだけ真っ暗な部屋で眠る**ことで、メラトニンの分泌が促されます。

習慣2　入眠前に薄暗い部屋でリラックスする

メラトニンの分泌は、夕方くらいから増え始めて、入眠前にはすでにかなり活発になっています。ですから、入眠前の時間の過ごし方が、メラトニン分泌に影響を与えます。明るい部屋で夜の時間を過ごすのはダメです。照明を少し落とした状態、あるいは**間接照明の部屋で入眠前の1～2時間を過ごす**と、メラトニンの分泌は高まります。

習慣3　入眠前にブルーライトを浴びない

あなたの寝室の照明や読書灯は、「蛍光灯」になっていませんか？

入眠前の数時間に蛍光灯の光（ブルーライト）を浴びるとメラトニン分泌が抑制されてしまいます。ブルーライトは、昼間の太陽の光の波長なので、夜なのに身体は「昼間」と勘違いするのです。

一方、**赤色灯（電球）**は、夕焼けの「赤」の波長なので、身体は眠りの準備に入るためにメラトニンを分泌します。

ですから、寝室の照明は必ず、赤色灯（電球）にする。また、夜の時間を過ごすリビングの照明も赤色灯（電球）にしておくとよいでしょう。

最近では、LED電球が増えています。LED電球の昼光色は、蛍光灯と同じ波長、つまりブルーライトに相当しますので、「電球色」を使ってください。

ます。

習慣4　深夜のコンビニで立ち読みしない

深夜のコンビニに行くと、たくさんの若者が雑誌スタンドの前で立ち読みをしています。

コンビニの照明はたいてい蛍光灯で、800～1800ルクスと非常に明るい光です。入眠前の数時間を「蛍光灯の光を浴びない」と「明るい部屋で過ごさない」のダブルで違反していますので、メラトニン分泌が強く抑制されます。

習慣5　入眠前にスマホ、ゲーム、パソコンをしない

最近の睡眠障害の大きな原因になっているのが、**寝る前のスマホ**です。

スマホの画面の波長は、ブルーライトです。ですから、寝る前にスマホ画面を見ると、メラトニン分泌が抑制され眠りが悪くなります。最近では「スマホ不眠」という言葉も生まれています。

できれば**寝る前2時間はスマホを使わない**のが理想的です。しかし、それは難しいでしょうから、せめて寝る前1時間はスマホ画面を見ないようにしましょう。

あるいはパソコンやテレビの画面もブルーライトです。テレビ、ゲーム、パソコン。これらはすべて睡眠を悪化させて、睡眠障害の原因となり得ます。

習慣6　日中のセロトニンの活性化

メラトニンの原料となる物質は「**セロトニン**」です。

日中にしっかりとセロトニンが分泌されると、それを原料として、夕方から夜にかけてメラトニンがつくられます。ですから、セロトニンをきちんと分泌させることが、熟睡のためには必須です。

セロトニンを活性化する方法は、「太陽の光を浴びる」「リズム運動」「咀嚼《そしゃく》」の3つです。

習慣7　朝、太陽の光を浴びる

朝起きて、太陽の光を浴びた15時間後にメラトニン分泌がスタートします。朝日をしっかりと浴びることが、メラトニン分泌スタートのタイマーをオンにするのです。

またセロトニンの活性化のためにも、朝、太陽の光を浴びることは必須です。

午前中、1歩も外に出ないとか、家のなかでダラダラと過ごしているような人は、夜、眠れなくなるということです。

知らないうちに、よい睡眠を妨げる習慣をしていた人も多いはずです。

これらの「グッスリ眠る7つの習慣」をきちんと守ることで、メラトニンがしっかり分泌されて、自然に深い睡眠に入れるようになりますので、是非、実践してみてください。

嫌な記憶もリセットできる——睡眠のもう1つの効能

仕事で何か大きな失敗をしてこっぴどく叱られた。

あるいは、長年つきあっていた彼（彼女）と別れることになった。

このような心が傷つく、大きなショックを受けるような出来事があった場合、あなたなら、どうしますか？

「お酒を飲む」という人も多いでしょうが、大きな心の傷を最も簡単に癒す方法が、「睡眠」なのです。

失恋して落ち込んでいた女性が、一晩たつと別人のようにスッキリとした表情で「あんな男と別れてよかった」と、割り切った気持ちに切り替わっている、なんてことがあります。これは、間違いなく睡眠の効果です。

睡眠には、身体を休め、体力を回復する効果のほかに、もう1つ重要な役割があります。それは、**記憶と感情の整理、リセット**です。

グッスリと眠れば、前日の出来事を、客観的に見られるようになります。睡眠で視野狭窄を脱することができるので、一晩で「苦しい」状況が変わるのです。

何か大きなショックを受けたとき、それについていつまでもあれこれ考え悩むのは、かえって落ち込むだけです。さっさと寝てしまう。一晩たつと、冷静になり、「大した問題ではなかった」と思えるようになるのです。

リセット 2

適度に「運動をする」

「実年齢より10歳以上若く見える女性」の共通項

「美魔女」という言葉があります。

実際の年齢よりも10歳、あるいは20歳以上も若く見える女性のことです。

50代なのに40代、30代と間違われる。すべての女性は、「美魔女」に憧れると思います。

アンチエイジングの専門医、上符正志《うわぶまさし》氏が美魔女数十人を対象に詳しい調査を行なった結果、美魔女には、ある共通点が見られました。

その共通点とは、**太ももに筋肉がしっかりとついている**こと。太ももの筋肉量と見かけ年齢が、ほぼ比例するのです。

それは、成長ホルモンがきちんと分泌されていることの証です。太ももの筋肉量は運動の量に比例します。

つまり、きちんと運動をしている女性は、いつまでたっても老けない、ということがわかったのです。

運動不足は「脳内物質不足」の元凶

「**成長ホルモン**」が子どもの成長に重要と知っている人は多いと思います。

子どもだけではありません。成長ホルモンは大人にも、特に中高年には非常に重要です。

成長ホルモンは細胞の活性を高め、新陳代謝を活発にします。また、筋肉をつくり、骨を丈夫にします。

さらに、脂肪を分解する働きもありますから、成長ホルモンが分泌されている人は、いつまでも若々しいのです。

20歳頃までは、何もしなくても活発に分泌されていた成長ホルモンは、年齢とともにに分泌が悪くなっていきます。20代半ばで、ピーク時の10分の1程度に減ってしまいます。加齢と共に成長ホルモンが不足し、老化しやすくなるのです。

成長ホルモンを分泌させる簡単な方法が、「運動」と「睡眠」です。

30分以上の有酸素運動をすることで、成長ホルモンが分泌され、身体の健康が維持されます。反対に「運動不足」は、多くの疾患の危険因子となり、あなたの健康を蝕む大きな原因となります。

また、成長ホルモンには、疲労回復効果もあるので、しっかり運動することで疲労回復をすることができます。

疲れをリセットする物質が、成長ホルモンなのです。

成長ホルモンが最も分泌されるのは睡眠中です。つまり、「寝る子は育つ」は医学的にも正しいと言えます。入眠後約70分のノンレム睡眠で分泌のピークを迎えるといわれています。

ノンレム睡眠はその深さによって4段階に分かれますが、ステージ3や4という、より深い睡眠の状態で、成長ホルモンはたくさん分泌されます。ウトウト程度の浅い睡眠では成長ホルモンはあまり出ません。深い睡眠をとることが、成長ホルモンを分泌させる上で重要です。

ここで運動とストレスの関係についての実験を、1つご紹介しましょう。

ストレス研究で有名な生理学者ハンス・セリエの興味深い実験があります。

10匹のラットに「痛み」「雑音」「ショック」「閃光」などのストレスを繰り返し与えると、これらのラットは1カ月たらずに、すべて死んでしまいました。

次に同種のラットを、事前に運動させてコンディションを上げてから、同じストレスを与えたところ、1カ月たっても1匹も死ななかったのです。

この実験から、**「運動」がストレスへの耐性を高める**、ということがわかりました。

また、うつ病の治療法として最近、運動療法が注目されています。

デューク大学の、うつ病に対する運動療法と薬物療法を比較した研究では、運動療法に薬物療法と同程度の効果があると認められました。

また、薬物療法のあとにうつ病を再発した人の確率は38％だったのに対し、運動療法をした人の再発率はわずか8％でした。

アメリカでうつ病治療の重要な指針として使われている、米国精神医学会のうつ病の治療ガイドラインが、2010年に改訂されました。その際、「運動療法」（有酸素運動と筋肉トレーニング）が、うつ病治療の1つに加えられました。

運動のうつ病に対する有効性を、世界トップの学会が認めたのです。

運動は、セロトニン、ドーパミン、ノルアドレナリンという主要な脳内物質の放出を調整します。

また、運動は、うつ病で減少しているBDNF（脳由来神経栄養因子）という、脳細胞の維持に欠かせないタンパク質を増加させます。

運動によってアルツハイマー病のリスクを60％減じた。

ある小学校で体育の授業数を増やしたところ**児童の学力がアップした。**

運動が脳を活性化するデータは山ほどあります。

運動は脳を活性化し、ストレス耐性を高め、さらにうつ病などストレスに蝕まれた状態からの回復をも助けるのです。

「短距離走」より「ウォーキング」が効果的

それでは、どんな運動をどれくらいするのがよいのでしょうか？

いろいろな専門家がさまざまな数字を出していますが、平均して「**1回1時間以上中強度の有酸素運動を週2回以上する**」ことが推奨されています。

有酸素運動とは、わかりやすく言えば、酸素を取り込む、すなわち呼吸しながら行なう運動のこと。代表的な有酸素運動に**ウォーキング**、**ランニング**、**自転車こぎ**、**水泳**、**エアロビクス**などがあります。

それに対し無酸素運動とは、ダッシュなどの短距離走や筋肉トレーニングなどです。

中強度とは、気持ちよい汗が流れるくらいの運動強度です。運動が身体によいといっても、1日何時間もハードな運動をする必要はありません。

それよりも、1回1時間以上の有酸素運動を、週に数回、何年も継続的に続けることのほうが大切です。

私は加圧トレーニングを週に1回、格闘技エアロビクスを3回。古武術（居合）を1回やっています。ハードにトレーニングした日は明らかに睡眠が深くなり、また仕事が立て込んで1週間ほど運動できない日が続くと、眠りが浅くなるのです。グッスリ眠るためには、運動は不可欠であると実感します。

精神科には「眠れない」と訴える患者さんがたくさん来ます。精神科で診る最も多い症状が「不眠」と言ってもいいでしょう。そして、不眠の患者さんのほとんどに見られる共通点、それは、運動不足です。

特に、お年寄りの不眠症の最大の原因は運動不足です。

外出することもなく1日中ソファーに座ってテレビを見ている。そんな状態では疲れませんから、長時間の睡眠を身体は要求しません。必要がないから、睡眠は短くなり、深くならないのです。

ですから「寝つきが悪い」「グッスリと眠れない」「眠りが浅い」という方は、ぜひ、1週間に2回、1時間以上の有酸素運動をしてください。

週「たった2時間」の運動が効く!

◎週に2回、1回1時間以上の
有酸素運動で身体も心もリフレッシュ!

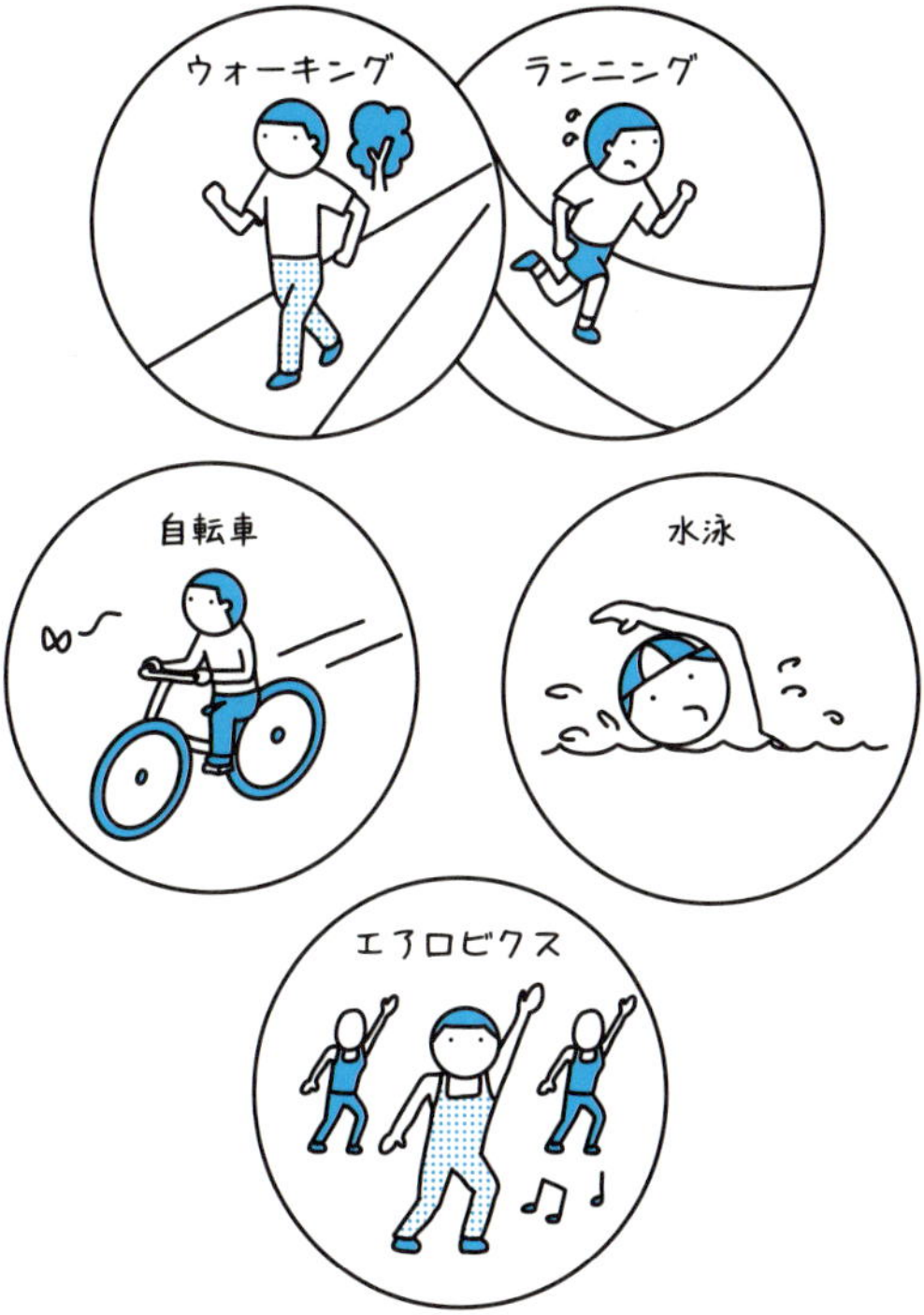

Point

心地よい疲れが、いい感情をつくる

リセット

3

たっぷり「休養」する

寝ているのに「疲れがとれない人」の特徴

「7時間寝ているのに疲れがとれない」という方が時々いらっしゃいます。

運動不足が1つの原因だとすると、それ以外にもう1つ原因が考えられます。寝る前の時間の過ごし方が間違っているのです。

昼の仕事モードは、いわば興奮モードです。

心と身体が、非常にホットな状態になっている。その状態で帰宅して、すぐに布団に入っても「眠り」の準備状態にはなっていません。

したがって、眠っているのに睡眠が深まらず、身体も休まらない。結果として、「疲れがとれない」ということになるのです。

よい眠りのためにも、よい休養が必要です。

ここからは、よい休養のとり方を、お話ししましょう。

夜遅くまで残業し、家に着くと午前0時過ぎ。それから風呂に入り、ご飯を食べて、あとはもう寝るだけ。疲れもピーク。

実はこんな眠り方が、最も疲れがとれない休息のパターンなのです。

内臓の機能を支配する2つの自律神経が、「交感神経」と「副交感神経」です。状況に応じて交感神経が優位になったり、副交感神経が優位の状態に変わっていきます。

交感神経は「昼の神経」とも呼ばれ、日中の活動的な時間帯に活発になっています。それに対し**副交感神経は「夜の神経」**。身体を緊張からときほぐし、休息、リラックスさせるよう働く神経です。

私たちの身体は、昼は戦闘モードとでも言うべき、交感神経が優位の状態になっています。一方で、夜は副交感神経が優位の状態に切り替わります。1時間前はバリバリと仕事をして、交感神経が大活躍していた状態。それを急に切り替えようとしても、すぐには副交感神経優位とはなりません。

交感神経が優位な「ホット」な状態から、副交感神経優位な「クール」な状態に切り替わらないと、睡眠に入ることができません。

そのためには、2時間程度、心と身体を安らかに過ごすクールダウンのための、リラックスタイムが必要なのです。

副交感神経は、身体の「最強のリセット部隊」

夜間、高速道路を走っていると、片側一車線を閉鎖して、道路工事をしている場面をよく見かけます。昼間はすごい交通量でビュンビュン車が走っている高速道路ですが、夜間は傷んだ路面を補修、修理する作業が行なわれているのです。

これと同じことが、身体のなかでも起きています。

夜間の修理部隊、リセット部隊として活躍するのが、「副交感神経」です。交感神経は、脈拍や体温を上げ、発汗などを行ない、身体が運動に適した状態、「活動モード」に持っていく働きをします。

副交感神経は、反対に脈拍や体温を下げ、発汗を抑える働きがあります。各臓器の働きを下げ、**身体を「休息モード」にする**のです。副交感神経が優位になると、免疫系の働きが高まり、細胞修復などが活発に行なわれます。交感神経は身体のアクセルであり、副交感神経は身体のブレーキと言えます。

交感神経優位の状態で布団に入るのは、アクセルを踏みながら同時にブレーキを踏むようなものです。車は制御不能な危険な状態に陥るでしょう。

副交感神経が優位な時間をきちんとつくることは、私たちの健康にとってとても重要なことです。

たとえば、人間の身体には、がん細胞が存在します。細胞の遺伝情報の転写ミスや、細胞分裂のエラーによって、健康な身体でも1日に約5000個ものがん細胞が生まれている、とされています。

それでは、なぜ、ほとんどの人はがんにならないのでしょうか？

がん細胞の「殺し屋」が、生まれたばかりのがん細胞を、増殖しないうちに殺しているからです。

がん細胞の「殺し屋」として有名なのが、185ページでも触れたNK細胞（ナチュラルキラー細胞）で、この細胞を活性化させるのが副交感神経です。副交感神経が活性化する夜間にＮＫ細胞も活性化し、生まれたがん細胞を殺しています。「がん」という病気は、がん細胞が増殖して大きくなった状態ですから、ざっくり言えば、副交感神経が活躍しないと細胞が大きくなってがんになります。

働き盛りの課長に、ある日突然、がんが見つかった、といった話を聞いたことがないでしょうか？

睡眠不足や寝る前の休息時間をとれないなど、副交感神経が活躍できない状態にある。そんな生活習慣が心や身体に悪影響を及ぼしています。

私たちの**心と身体の「健康」を維持するためには、「副交感神経」の働きが欠かせない**のです。

睡眠中に副交感神経が活躍できるかどうかは、寝る前数時間の過ごし方にかかっています。

しかし、現代の日本人のほとんどは、副交感神経の働きを妨げるような、病気を呼び寄せる生活習慣を、知らず知らずのうちにやっているのです。

寝る前に「脳を休養させる」——リセット力を高める法

交感神経が優位な状態だと、脈拍が速くなります。副交感神経が優位であれば、脈拍は低下します。

つまり、心臓がドキドキしているような状態は、交感神経が優位な状態です。寝る前に副交感神経に切り替えるとは、言い換えれば、**寝る前に心臓がドキドキするようなことはしない**ということです。

テレビゲームや、アクションやホラーなど刺激の強い映画、筋トレなどの激しい運動はNGです。

帰宅後のゆとりの時間を、テレビや映画などの視覚系娯楽で過ごす人は多いと思います。ただ、寝る直前までゲームをすることは、副交感神経の働きの妨げになります。

視覚情報の処理に、人間の脳はそのスペックの50％を費やしている、と言われています。長時間テレビやゲームの画面を見続ける行為は、脳の神経を興奮させることになり、脳をリラックスとはまったく反対の状態に置いているのです。

私たちは、日中、パソコンの画面に向かい、資料を読み、文章を書くなど、「視覚」を駆使して、仕事をしています。家に帰ってからも、ゲームやテレビの視覚刺激で興奮させ続けていては、脳は疲れるばかりです。休息のためのゲームやテレビが、まったく休息になっていないことになります。

樺沢式「脳を休養させる」夜の過ごし方

ここまで、副交感神経の働きを妨げる習慣をお伝えしました。次に、どんなことをすると副交感神経が優位になるのか、基本的な方法を5つ紹介します。

1．入浴

お風呂に入ると「癒されたなあ」という気持ちになるでしょう。

入浴で1日の疲れがとれます。また、入浴には筋弛緩作用（筋肉をほぐす作用）があるので、睡眠中の筋肉の回復も促進します。

入浴は疲労回復、ストレス発散に非常に効果的です。ただし、副交感神経を優位にするためには、お湯の温度が大切です。

お湯の温度が40度を越えると交感神経が優位になり、40度未満だと、副交感神経が優位になります。どうしても熱い風呂が好きという方は、入浴を寝る2時間以上前に済ませておきましょう。

2．ストレッチなどの軽い運動

筋肉をほぐすことで、やはり副交感神経が優位になります。ヨガのような動きの少ない体操もよいでしょう。ただし、腹筋50回のような激しい筋トレ、ランニングのような心臓がドキドキする、息が切れる運動は、交感神経を優位にしてしまうので、寝る直前にしないようご注意ください。

3．ゆったり「休む」

副交感神経と関連する気分は「ゆったり」「のんびり」「リラックス」「癒された」「落ち着き」「平穏」「静けさ」などです。

一方で交感神経と関係する気分は「怒り」「不安」「恐怖」「興奮」「イライラ」「カリカリ」「ドキドキ」などです。

つまり、家でソファーに横たわって身体はゆったりと休んでいても、頭のなかが「遅くまで残業させやがって、課長のバカヤロー！」と「怒り」で満たされていたり、「明日の納期に間に合うかな。心配でしょうがない」と「不安」で満たされていては、交感神経優位の状態になってしまい、副交感神経優位になれない、ということです。

身体がリラックスすると同時に、心もリラックスしないといけないのです。そのためには、帰宅したら仕事のことは一切考えないことが大事。

自然治癒力が十分に引き出されれば、疲れもストレスも翌日の朝にはリセットされ、100％エネルギー・チャージされた状態で出勤できるのです。

自然治癒力が発揮されないと、朝から「お疲れモード」のまま出勤しなければならない。もちろん、そんな状態で、バリバリ働くことはできないでしょう。

会社で終わらなかった仕事を、家に持って帰ってする、という人もいるかもしれませんが、これはよくない習慣です。リラックスの場であるはずの家なのに、身体のみならず頭のなかまでが「仕事モード」のままになってしまいますから、副交感神経が活躍できるはずがありません。

休むべきときは休む。家に帰ったら、身体も心も「休む」ことを意識する。そうすれば回復が加速し、翌日の仕事の効率をアップさせることができるのです。

4．深呼吸、腹式呼吸

「風呂に入ってのんびりするなんて、終電間際まで残業の自分にはまったく無理」という方もいらっしゃるでしょう。

もっと瞬間的に、副交感神経を優位にする方法はないのか……あります。

182ページの「怒りをコントロールする方法」でも紹介した、深呼吸（腹式呼吸）です。寝る直前まで仕事をしていたという場合は、3分でよいので、ゆっくり深呼吸をしてください。仕事モード、活動モードの心と身体が、すぐに副交感神経優位へと傾いてきます。

仕事は大事ですが、仕事は健康でこそできるもの。入眠前の2時間は、「ゆったり」「のんびり」を意識した「休息」を確保していただきたいと思います。

5. 「3行ポジティブ日記」を書く

1日の最後に何をするのかは、とても大切です。

寝る前15分は「**記憶のゴールデンタイム**」といい、1日の中で最も記憶に残りやすい時間と言われます。

ですから、「今日、上司に叱られた」とネガティブなことを考えて寝ると、せっかくの睡眠による感情リセットもだいなしとなり、次の日も叱られた記憶がありありと蘇ることになります。

寝る前に、不安、心配、ネガティブな出来事を考えるのは、非常に良くない習慣。

そこでおすすめするのが。今日の楽しかったこと「3行ポジティブ日記」です。

1日の最後、寝る前に、「今日あった楽しかったことを3つ書く」というワークです。

具体的な方法については、すでに160ページでお伝えしました。

「3行ポジティブ日記」を書くことで、1日の楽しかったポジティブな記憶が強化され、幸せな気持ちで睡眠に入ることができるのです。

リセット 4

上手に「お酒とつきあう」

お酒は「感情リセット」に逆効果だった？

ストレス解消法ということで、多くの人が最初に思い出すのは「お酒」でしょう。しかし、「お酒」はストレス解消どころか、むしろストレスを増やす可能性が高いもの。その危険性について最後に触れておきます。

「酒は百薬の長」「酒はストレス発散に役立つ」「お酒を飲むと、グッスリ眠れる」。お酒に対してこのように思っている人も多いと思いますが、いずれも単純に正しいとは言えません。

多くの日本人は、間違ったお酒とのつきあいで、ストレスを強めて、より「苦しい」

状態に陥ってしまっています。

もちろん、お酒とうまくつきあっている人もいます。しかし、適量の飲酒で心と身体の健康にお酒を役立てている人は、あまりいません。「苦しい」を強めるのではなく、**心と身体を健康にする「楽しい」お酒の飲み方**について考えてみましょう。

お酒の飲みすぎが、ストレス回路とも呼ばれるHPA軸（視床下部―下垂体―副腎）をおかしくすることは、動物実験でも証明されています。お酒を飲むことで、ストレスホルモンのコーチゾールが分泌されやすくなってしまうのです。

また、アルコールの常用はストレス耐性を弱めるので、ちょっとしたストレスで落ち込みやすくなる、ということも報告されています。

お酒がストレス発散に役立つのは、あくまでも「適量」飲酒の範囲内に限ります。

ストレスを消す「お酒」、増やす「お酒」

イギリスの医学者マーモット博士は、飲酒量と死亡率との関係を10年にわたって調べました。

「楽しいお酒」と「苦しいお酒」

「楽しい」を増やすお酒の飲み方

1. 親しい仲間、友人と飲む
2. お酒でコミュニケーションを深める
   (コミュニケーションの潤滑油)
3. 楽しい話題、ポジティブな話題
   で盛り上がる
4. 楽しい理由で飲む
   (祝杯、自分へのご褒美)

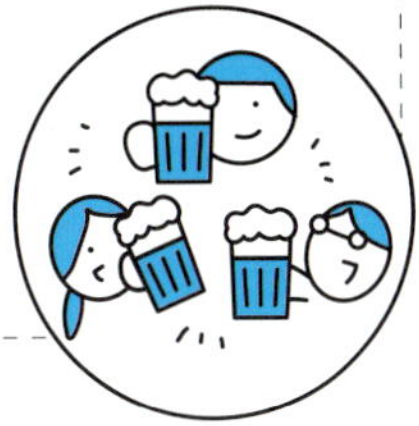

「苦しい」を増やすお酒の飲み方

1. 「寝酒」(寝るためにお酒を飲む、寝る前に飲む酒)
2. 1人酒(お酒に逃げる飲み方)
3. グチリ酒、悪口を言いながら飲む酒
4. 毎日の飲酒
5. 同じ理由で何度も飲む
   (ストレス発散になっていない)
6. 大量飲酒
   (二日酔いになるまで飲む)
7. 問題飲酒(記憶がなくなるまで飲む、暴力など酔っ払って人に迷惑をかける)

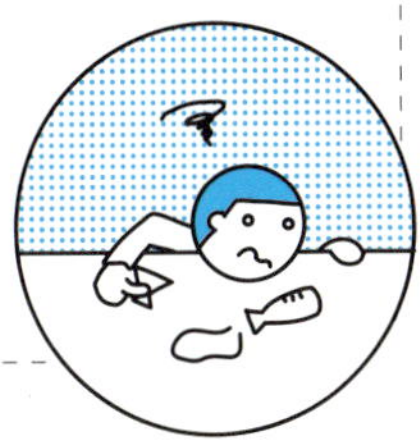

それによると、適量の飲酒をする人は、まったくお酒を飲まない人や大量に飲む人に比べ、長生きするという結果が得られたのです。適度のアルコールによって、心臓病などの循環器系疾患の発病が抑えられるのです。

この健康によい飲酒の量は、日本酒にして1合、ビールだと500ミリリットル缶1本、ワインだと200ミリリットル、グラス1杯程度。酒好きには少々物足りないくらいが「適量」となります。

ですから、適量飲酒をきちんと守れば、心と身体の健康に役立つ、ということは言えます。

しかし、適量でも毎日の飲酒はおすすめできません。

毎日飲めば、ほとんどの場合、1回に飲む量が増えていくので、適量をオーバーしてしまうのです。最低でも**週2日以上の「休肝日」**が必要です。

私の経験則ですが、うつ病の患者さんを治療していて、なかなか治らない方の話を聞いてみると、ほぼ連日の飲酒習慣がある方が非常に多いのです。

アルコールがうつ病を悪化させることは、多くのデータからもわかっています。お酒を飲み続ける限り、うつ病は治らない、と思ったほうがよいでしょう。

また、不眠症の患者さんの話をよく聞くと、「運動不足」か「飲酒」のどちらかが浮上します。

特に、「お酒を飲むとよく眠れる」という間違った知識のせいで、寝るためにお酒を飲むという方が多いのです。

アルコールが入眠までの時間を短縮する（寝つきがよくなる）のは間違いありませんが、それ以上に睡眠持続時間を短縮します。つまり、連続して眠れなくなるのです。飲んで帰った日の翌朝、とんでもなく早い時間に目が覚めてしまったという経験はありませんか？

それは、お酒が睡眠持続時間を短縮させるためです。寝る前にお酒を飲むのは、不眠症の原因となります。

厚生労働省の大規模調査によると、「寝酒」を週1回以上行っている人ほど不眠を訴える傾向が強く、寝酒をする男性のうち、夜間や早朝の中途覚醒を訴える人は半数以上にのぼるという結果が出ています。

お酒が睡眠の質を低下させることもわかっています。

「**眠れないなら、絶対にお酒は飲まない**」――を、新しい常識にしてください。

参考文献

『脳を最適化すれば能力は2倍になる』(樺沢紫苑著、文響社)
『めざせ100歳――いつも健康で長生きする31の秘訣』
(デービッド・マホーニー、ウィリアム・サファイア、リチャード・レスタック著、サンブックス)
『脳の力を100%活用するブレイン・ルール』(ジョン・メディナ著、NHK出版)
『ストレスに負けない脳　心と体を癒すしくみを探る』
(ブルース・マキューアン、エリザベス・ノートン・ラズリー著、早川書房)
『脳を活かす勉強法　奇跡の「強化学習」』(茂木健一郎著、PHP研究所)
『脳を活かす仕事術「わかる」を「できる」に変える』(茂木健一郎著、PHP研究所)
『今すぐあなたを変える!　ビジネス脳を鍛える8つの行動習慣』(田中和秀著、三和書籍)
『共感する脳』(有田秀穂著、PHP研究所)
『脳からストレスを消す技術』(有田秀穂著、サンマーク出版)
『快楽物質　エンドルフィン』(ジョエル・デイビス著、青土社)
『エンドルフィン　脳がつくるアヘン』(C・F・レヴィンソール著、地人書館)
Ten Professional Development Benefits of Volunteering
(Everything I Learned in Life I Learned through Volunteering). Mary V.Merrill,LSW,Merrill Associates
『睡眠ホルモン　脳内メラトニン・トレーニング――よく眠れない人のための本』(有田秀穂著、かんき出版)
『驚異のメラトニン』
(ウォルター・ピエルパオリ、キャロル・コールマン、ウィリアム・リーゲルソン著、チャーチルリビングストーンジャパン)
『奇跡のホルモン　メラトニン』(ラッセル・J・ライター、ジョー・ロビンソン著、講談社)
『脳を鍛えるには運動しかない!』(ジョン・J・レイティ、エリック・ヘイガーマン著、NHK出版)
『なぜ、「これ」は健康にいいのか?　副交感神経が人生の質を決める』(小林弘幸著、サンマーク出版)

本書は、あさ出版から刊行された『「苦しい」が「楽しい」に変わる本』を、文庫収録にあたり再編集のうえ、改題したものです。

樺沢紫苑（かばさわ・しおん）
精神科医、作家。
1965年、北海道札幌市生まれ。
1991年、札幌医科大学医学部卒。同大医学部神経精神医学教室に入局。2004年から米国シカゴのイリノイ大学に3年間留学。帰国後、樺沢紫苑心理学研究所を設立する。

SNS、メールマガジン、YouTubeなどインターネット媒体を駆使し、累計40万人以上に、精神医学や心理学、脳科学の知識・情報をわかりやすく伝え、「日本一、情報発信する医師」として活動している。

著書に『学びを結果に変える アウトプット大全』（サンクチュアリ出版）、『読んだら忘れない読書術』（サンマーク出版）、『脳のパフォーマンスを最大まで引き出す 神・時間術』（大和書房）など、多数のベストセラーがある。

公式ブログ　http://kabasawa3.com/blog/

知的生きかた文庫

人生《じんせい》うまくいく人《ひと》の感情《かんじょう》リセット術《じゅつ》

著者　樺沢紫《かばさわし》苑《おん》
発行者　押鐘太陽
発行所　株式会社三笠書房
〒一〇二－〇〇七二　東京都千代田区飯田橋三－三－一
電話〇三－五二二六－五七三四〈営業部〉
〇三－五二二六－五七三一〈編集部〉
http://www.mikasashobo.co.jp
印刷　誠宏印刷
製本　若林製本工場

ISBN978-4-8379-8571-6 C0130

『人生うまくいく人の感情リセット術』

読者限定無料プレゼント

本書をお買い上げくださりありがとうございます。
本書の内容をより深く理解していただくために、5つの読者プレゼントを用意しました!

特典1 10日間

「樺沢塾」無料お試し入会

樺沢紫苑が主催するオンラインサロン「樺沢塾　精神科医の仕事術」。こちらに10日間、無料で参加することができます。無料お試し期間中でも、過去の全動画30分×100本。全60時間以上がすべて見放題となります。

特典2 動画セミナー30分

「苦しいを消す5つの方法」

感情リセット術の中でも、最も重要といえる「苦しい」を消す方法について詳しく解説しました。動画を視聴することで、感情リセット術がしっかりと身につきます。

特典3 動画セミナー20分

「あなたの不安をスッキリ消す方法」

感情リセットの中でも、最も相談が多い「不安」。その不安を消す方法を、動画で詳しく解説しました。これであなたのやっかいな不安をスッキリ消せるようになります。

特典4 動画セミナー20分

「3行ポジティブ日記の書き方、実践法」

実践すれば確実に効果が出る!　ポジティブ思考になる「3行ポジティブ日記」の書き方について動画で詳しく解説しました。これで、誰でも「3行ポジティブ日記」を書くことができます。

特典5 全30本100分

「感情リセット術YouTube動画集」

樺沢紫苑のYouTube「精神科医・樺沢紫苑の樺ちゃんねる」から、感情リセットに関する動画を30本厳選しました。全100分をまとめてプレゼントします。

このURLにアクセスしていただけましたら、
「5大特典」を無料で入手できます。
http://kabasawa.biz/b/reset.html